ÉTUDE

SULFATE DE QUININE

PARIS. — IMPRIMERIE FÉLIX MALTESTE ET Cie

22, RUE DES DEUX-PORTES-SAINT-SAUVEUR, 22

ÉTUDE

SUR LE

SULFATE DE QUININE

PAR

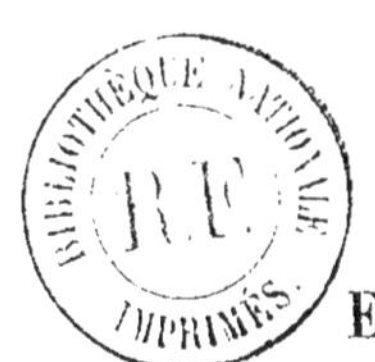

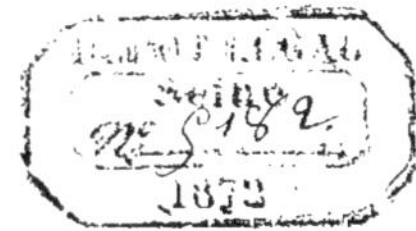

Edouard-Etienne FORTIN

DOCTEUR EN MÉDECINE ET CHIRURGIE DE LA FACULTÉ DE PARIS

Ex-Élève des Hôpitaux et Hospices civils de Paris. Médaille de bronze de l'Assistance publique.
Lauréat du Ministère de l'Instruction publique.
Ex-Interne suppléant à l'Asile de Vincennes. Ex-Interne à l'Asile du Vésinet (Seine-et-Oise).
Ex-Aide-Major à l'Hôpital militaire et temporaire du Vésinet et à l'Hospice civil et militaire du Havre.

PARIS

Alexandre COCCOZ, Libraire-Éditeur

RUE DE L'ÉCOLE-DE-MÉDECINE, 30 ET 32

1872

AVANT-PROPOS

Des nombreux alcaloïdes introduits dans la matière médicale, le sulfate de quinine est, sans contredit, l'un des plus importants.

Présenté tout d'abord comme spécifique des fièvres intermittentes, le sulfate de quinine en est venu à être prescrit, sous toutes formes, pur ou associé à d'autres substances médicamenteuses, contre les affections les plus diverses, de causes les plus variées.

Déjà, en 1855, M. Briquet luttait contre cette tendance généralisatrice : « Comment se fait-il, » disait cet auteur, « qu'après des com-« mencements si bien arrêtés, qu'après une pratique si fixe et si « simple, l'administration du quinquina soit devenue un véritable « chaos dans lequel il ne se trouve plus de principes pour point de « départ, ni de règles pour guides et dans lequel tout est livré à la « fantaisie, à l'empirisme, à l'arbitraire ? »

Les lignes que nous venons de citer, nous ont inspiré l'idée de ce travail.

1° Rappeler l'origine, les caractères et les sophistications du sulfate de quinine ;

2° Résumer les travaux physiologiques sur l'alcaloïde du quinquina ;

3° Recueillir, grouper, analyser les faits d'observation épars dans la science, — puis établir la part de l'alcaloïde dans les guérisons obtenues ;

4° Le sulfate de quinine pouvant devenir toxique, établir les dangers qui peuvent survenir pendant son administration ; — de ces faits
et des précédents déduire quelques conclusions pratiques pour la
thérapeutique ; telles sont les questions que nous sommes proposées.

Malgré les difficultés nombreuses et réelles du sujet, nous l'avons
abordé,

> « Rebus angustis fortis atque
> « Animosus appare...... »
> HORAT. OD. X, 1. 2.

espérant justifier, par nos efforts, les enseignements de maîtres qui
nous ont toujours témoigné intérêt et bienveillance.

« Confessons qu'en cette étude, nous avons trouvé une profondeur
« et une variété si infinie, que notre apprentissage n'a d'autre fruict
« que de nous faire sentir combien il nous reste à apprendre. »

(MONTAIGNE, liv. III. Ch. 13).

ÉTUDE

LE SULFATE DE QUININE

CHAPITRE PREMIER

PRÉPARATION, PROPRIÉTÉS DU SULFATE DE QUININE ; SES SOPHISTICATIONS ;
PHARMACOLOGIE.

« Faites bouillir 1,000 gr. de quinquina Calisaya (1) réduits en poudre
« grossière, avec 20 gr. d'acide chlorhydrique et 4,000 gr. d'eau distillée, puis
« tirez à clair et faites subir au résidu deux traitements pareils.

. « Les deux décoctés ayant été réunis dans un vase étroit, ajoutez 100 gr.
« de chaux délayés dans 600 gr. d'eau distillée, — lavez le dépôt par décan-
« tation, mettez-le à égoutter, comprimez, puis faites sécher à l'étuve et
« traitez-le à cinq ou six reprises par l'alcool bouillant à 85° centésimaux.

« Réunies d'abord, toutes les liqueurs alcooliques sont ensuite distillées au
« bain-marie. Le résidu de cette distillation est la *quinine brute* ($C^{40} H^{24} Az^{2} O^{4}$)
« dont le poids s'élève à 53 pour 1,000 de quinquina employé.

« Faites bouillir le résidu noir ainsi obtenu avec 1,000 gr. d'eau distillée
« et ajoutez une quantité suffisante d'acide sulfurique pour dissoudre l'alca-

---

(1) D'après MM. Pelletier et Caventou, le quinquina rouge est composé de :
Kinate de cinchonine. — Kinate de quinine. — Kinate de chaux. — Rouge cinchonique. — Matière colorante
rouge (tannin). — Matière grasse. — Matière colorante jaune. — Ligneux. — Amidon. — (*Annales de
chimie et physique. Année* 1820. *P.* 329).

« loïde ; projetez alors 30 gr. de noir d'os. Après deux minutes d'ébullition,
« filtrez les liqueurs, et par refroidissement le *sulfate de quinine* ($C^{40} O^{24}$, Az^2
« $O^4 HO$, SO^5 + 7 aq.) cristallisera en masse.

« Ainsi obtenu, le sulfate de quinine n'est pas pur. Pour le purifier, on le
« sépare des eaux-mères, le faisant bouillir ensuite dans une quantité suffi-
« sante d'eau acidulée avec l'acide sulfurique, traitant par le charbon, filtrant
« et laissant cristalliser. On fait sécher les cristaux à l'étuve. »

Tel est le mode indiqué par le Codex pour la préparation du sulfate de
quinine dont s'est enrichie la thérapeutique, grâce aux belles et savantes
recherches de MM. Pelletier et J.-B. Caventou.

M. Henry fils a fait connaître un procédé expéditif et peu coûteux pour
obtenir directement le sulfate de quinine. Il traite trois fois à chaud par l'eau
aiguisée d'acide sulfurique (50 gr. par kilog. de quinquina), puis filtre à travers
un linge serré, décolore la liqueur par la chaux éteinte et lave le précipité
formé pour séparer l'excès de chaux. Ce dépôt, bien égoutté, est séché, réduit
en poudre fine et mis en digestion à plusieurs reprises, dans l'alcool à 36°.
On réunit les teintures alcooliques dans le bain-marie d'un alambic ; on distille
au $\frac{1}{3}$ pour recueillir l'esprit de vin qui sert à de nouvelles opérations et il
reste pour résidu une matière brune, visqueuse, amère, qui est en partie
formée de quinine impure. On traite cette masse à chaud par de l'eau aiguisée
d'acide sulfurique jusqu'à saturation, on filtre au papier-joseph et la liqueur
refroidie donne des cristaux formés de sulfate de quinine, qu'une seconde
dissolution et cristallisation fournit parfaitement pur.

Le sulfate de quinine est blanc, se présente sous la forme de petits cristaux
aiguillés soyeux et flexibles, ou bien de lamelles déliées et très-légères ; il a
une saveur très-amère ; il exige, pour se dissoudre, 740 parties d'eau à 13°
et 30 parties seulement d'eau bouillante ; sa solubilité est plus grande dans de
l'eau aiguisée d'acide sulfurique ; — à la température ordinaire, il exige
60 parties d'alcool à 0,85 de densité. La solution de cet alcaloïde est bleue,
chatoyante et a un pouvoir rotatoire à gauche.

Sa composition est la suivante :

    1 équivalent de quinine
    1.   —   d'acide sulfurique.
    8   —   d'eau.

Ce qui représente pour 100 de sulfate :

    quinine.............................. 74,31
    Acide sulfurique.................... 9,17
    Eau................................. 16,52
                                   100,00

Le sulfate de quinine a une faible réaction alcaline sur le papier de tour-
nesol rouge; cette réaction s'affaiblit et peut devenir acide, lorsque le sel
renferme une plus forte proportion d'acide.

Cristallisé et neutre, il s'effleurit facilement à l'air en perdant 6 molécules
d'eau.

Chauffé à 100°, selon M. Calloud, à 75° selon M. Landerer, il devient lumi-
neux.

S'il est pur, il ne se colore pas par action de l'acide sulfurique.

Il fond facilement et répand une lueur phosphorescente lorsque, après
l'avoir fondu, on le frotte dans l'obscurité.

Brûlé à l'air sur une lame de platine, il ne laisse aucun résidu appréciable.

Par la potasse et les carbonates alcalins, on obtient un précipité blanc,
insoluble dans un excès de réactif.

L'ammoniaque précipite les sels de quinine, mais le précipité n'est pas
tout à fait insoluble dans l'ammoniaque. — Si l'on ajoute cet alcali en excès
à une solution étendue de sulfate de quinine et qu'on abandonne le mélange à
lui-même, on voit se former à la surface de fines aiguilles de quinine cristallisée.

Lorsqu'on verse de l'eau chlorée, concentrée et exempte d'acide chlorhydrique, dans une solution concentrée de sulfate de quinine, de manière à la
rendre un peu jaunâtre et qu'on y ajoute ensuite du ferro-cyanure de potassium en poudre fine jusqu'à ce qu'elle se colore en rose clair, cette teinte
devient bientôt d'un rouge foncé, surtout par l'addition d'une plus grande
quantité de ferro-cyanure (*Gerhardt et Chancel*).

Le sulfate de quinine est soluble dans l'acide acétique; l'acide tartrique,
dans le rapport de 1 à 3, rend, selon la remarque de M. Righini, le sulfate de
quinine soluble.

Les acides gallique, tartrique et oxalique forment des précipités dans les
solutions un peu concentrées de sulfate de quinine.

M. Robiquet a vu qu'en ajoutant un alcali minéral dans une solution
bouillante de sulfate de quinine, celle-ci mise à nu, se sépare par le refroidissement du liquide en lames ou feuillets noirs et forme de belles ramifi-
cations (*Académie royale de médecine. Séance du 18 juin* 1825).

M. Pasteur a vu qu'en exposant au soleil, seulement pendant quelques
heures, un sel de quinine ou de cinchonine quelconque, en solution concentrée ou étendue, il s'altère à tel point que la liqueur prend une coloration
rouge-brun extrêmement foncé. Cette altération est d'ailleurs de même
nature que celle qui s'effectue sous l'influence d'une température élevée.
(*Académie des Sciences,* 25 *juillet* 1853).

Telle est la préparation, telles sont, lorsque ce sel est pur, les propriétés du sulfate de quinine. Lorsqu'il présente les caractères que nous venons d'énumérer, on peut le considérer comme bon, et pour la thérapeutique et pour les expériences physiologiques.

Mais en est-il toujours ainsi et le sulfate de quinine se trouve-t-il toujours dans des conditions de préparation irréprochable? Nous ne croyons pas inutile de reproduire, dans cette étude, quelques passages de la circulaire (1) qu'adressait en 1853, aux présidents des jurys médicaux, M. le ministre de l'Agriculture, du Commerce et des travaux publics.

« Les subtances, dit l'instruction ministérielle, que l'on a signalées comme « employées le plus fréquemment pour falsifier le sulfate de quinine sont : « le sulfate de chaux, la salicine, le sucre en poudre, le sulfate de cinchonine, « certains corps gras, tels que l'acide stéarique, l'acide margarique.

« Le sulfate de chaux se reconnaît au moyen de l'incinération : on brûle « dans une petite capsule de platine un gramme de sulfate, jusqu'à ce que « toute trace de charbon ait disparu; le résidu représente le poids du sulfate « de chaux qui aurait pu exister dans le sel de quinine. L'on pourrait encore « traiter le sulfate suspect par l'alcool à 85 centièmes, qui, à chaud, dissou-« drait le sulfate de quinine et laisserait pour résidu, le sel calcaire; ce pro-« cédé permet d'agir sur de plus grandes quantités et n'entraîne pas la perte « du sulfate essayé.

« Pour reconnaître la salicine, on délaie le sulfate avec un peu d'acide « sulfurique concentré, qui le colore en rouge, lorsqu'il renferme de la « salicine. Cette réaction est encore sensible lorsque la proportion de la « salicine est de $\frac{1}{100}$. Il est bon de remarquer que la salicine n'est pas la seule « matière organique ayant la propriété de rougir par l'acide sulfurique.

« Pour affirmer sa présence, il faudrait l'isoler par des manipulations « ultérieures, mais dans tous les cas, la coloration rouge indique une adul-« tération du sulfate....... »

« Le sucre qu'on aurait pu ajouter au sulfate de quinine donne, lorsqu'on « brûle le mélange à l'air, une odeur caractéristique de caramel que ne pré-« sente pas le sulfate pur. — On peut aussi isoler le sucre en nature. Il suffit « pour cela de dissoudre le mélange dans l'eau, d'y ajouter de la baryte en « excès, de manière à précipiter tout l'acide sulfurique et toute la quinine; « de faire passer ensuite dans la liqueur un courant d'acide carbonique, pour « séparer l'excès de baryte; de chauffer, de filtrer et d'évaporer convena-« blement la liqueur, qui ne renferme plus que le sucre.

« Les acides gras, ou toute autre matière insoluble dans l'eau et dans les « acides faibles, se reconnaissent en traitant le mélange par l'eau aiguisée

(1) Imprimerie impériale, octobre 1853.

« d'acide sulfurique, qui sépare le sulfate de quinine des corps gras inso-
« lubles.

 « Le produit que l'on trouve le plus ordinairement mélangé au sulfate de
« quinine est le sulfate de cinchonine. Ce mélange peut être le résultat de la
« fraude; mais il peut aussi résulter d'une purification insuffisante du sulfate
« de quinine. La présence de la cinchonine dans le sulfate de quinine se
« reconnaît de la manière suivante :

 « On prend 1 gr. du sulfate suspect, qu'on introduit dans un flacon à
« petite ouverture, long et étroit de 20 à 25 centimètres cubes de capacité.
« On verse sur le sulfate 10 centig. d'éther sulfurique, exempt d'alcool; on
« agite le mélange, afin de bien diviser le sulfate, et l'on y ajoute 2 centig.
« d'ammoniaque liquide. Lorsque le sulfate est pur, il se dissout sans
« résidu, dans ce mélange ; lorsqu'il renferme de la cinchonine , cette
« dernière base reste indissoute et forme un dépôt blanc entre les deux
« liquides aqueux et éthéré. »

Pour distinguer le sulfate de quinine de celui de cinchonine, M. Henry
conseille le procédé suivant : On prend un poids connu du sel suspect, on
le dissout dans une certaine quantité d'eau distillée légèrement acidulée,
puis on verse dans la dissolution un excès de soude caustique. Le dépôt
recueilli après lavage est saturé à chaud au moyen de l'acide acétique ; le
mélange se prend, par le refroidissement, en une masse cristalline que
l'on jette sur un linge fin et que l'on exprime. La partie claire, concentrée
à moitié, fournit, en refroidissant, de nouveaux cristaux que l'on sépare
de la même manière. L'eau mère est décomposée alors de nouveau par la
soude caustique étendue et le précipité formé et lavé est traité à froid, soit
par l'éther, soit par l'alcool à 22°. Après ce traitement, on le fait bouillir
deux fois et plus dans l'alcool rectifié, puis on filtre bouillant. La solution
alcoolique, évaporée avec soin et complétement, fournit la cinchonine en
petits cristaux aiguillés et grenus très-brillants ; on la fait sécher et on en
prend le poids. — Si, au lieu de cinchonine, on avait introduit dans le
mélange de la cinchonine cristallisée et soyeuse, le sel mélangé ne serait
pas entièrement soluble dans l'eau bouillante (dix fois son poids).

« L'on a signalé, continue l'instruction ministérielle, dans ces derniers
« temps, la présence d'autres alcaloïdes dans le sulfate de quinine, particuliè-
« rement de la *quinidine*, base qui paraît exister en quantité notable dans cer-
« taines variétés de quinquina. On peut reconnaître la quinidine en employant
« le procédé qui vient d'être décrit pour la cinchonine. La quinidine reste,
« comme cette dernière base indissoute dans l'éther, sous forme de précipité
« blanc cailleboté ; la quinidine, cependant, n'est pas, à beaucoup près, aussi
« insoluble dans l'éther que la cinchonine ; celle-ci exige, pour se dissoudre,

« environ 1,200 parties d'éther ; l'on peut donc, sans erreur préjudiciable,
« négliger la partie dissoute par 10 centig. Il n'en est pas de même pour la
« quinidine, qui est sensiblement soluble dans l'éther ; cette circonstance
« ôte à l'essai le caractère d'exactitude rigoureuse qu'on doit rechercher,
« en général, dans une analyse ; mais on peut cependant considérer cet essai
« comme suffisant pour la pratique. . . . .

« Dans le cas où le sulfate essayé contiendrait à la fois de la cinchonine
« et de la quinidine, le précipité obtenu dans l'essai précédent se dissoudrait
« en partie par l'addition d'une nouvelle quantité d'éther ; la portion dissoute
« serait d'autant plus considérable que la quantité de quinidine serait plus
« grande. »

Tout échantillon de sulfate de quinine qui satisfera aux conditions que
nous avons développées précédemment, devra être jugé bon. Disons, toutefois, qu'il ne faut pas considérer comme falsifié tout sulfate de quinine qui
renfermerait des traces de sulfate de chaux ou de cinchonine.

L'instruction ministérielle que nous avons citée, tout en laissant aux jurys
médicaux le soin de décider selon les cas, dit « qu'ils ne devront pas tolérer
« la vente du sulfate de quinine qui renfermerait plus de 3 p. 0/0 de sulfate
« de cinchonine. »

A ces réactions ajoutons les suivantes :

Le sulfate de quinine suspect est trituré avec l'alcool absolu et l'acide
sulfurique dilué. Si la solution ne devient pas claire, c'est qu'il renferme ou
de la mannite ou du glucose, ou de l'amidon (Gellée) (1).

Si, ayant fait digérer le sel suspect dans l'ammoniaque et neutralisé la
liqueur filtrée par l'acide chlorhydrique, on obtient un précipité blanc, on
conclura à la présence dans le sel de l'acide benzoïque (Gellée).

Si, chauffé sur une lame de platine, il reste un résidu, on conclura à la
présence dans le sel suspect, soit du sulfate de magnésie, soit de l'acide
borique, etc., (Gellée).

« M. Ascoop » (*Bulletin de thérapeutique*, tome 53e, p. 72) « a rencontré le
« sulfate de quinine adultéré par le sulfate d'aricine. Cette fraude est d'autant
« plus difficile à découvrir (plusieurs pharmaciens avaient déjà jugé bon le
« sulfate de quinine, objet de cette note), qu'examiné par le procédé Liebig
« recommandé par la nouvelle pharmacopée, le sulfate en question offre les
« caractères d'un bon produit, l'aricine étant soluble dans l'éther sulfurique
« aussi bien que la quinine. Ce n'est qu'en faisant évaporer la dissolution

(1) Précis d'analyses pour la recherche des altérations et falsifications des produits chimiques et pharmaceutiques, par A. Gellée, pharmacien ; 1860. Paris.

« éthérée, et en traitant le résidu sec par de l'acide nitrique *concentré*, qu'on
« peut découvrir cette falsification. »

M. Morel, dans sa thèse inaugurale (Paris, n° 291, 1841) indique les caractères suivants :

« Le sulfate de quinine traité par le $Pt\,Cl^2$, donne un précipité blanc pul-
« vérulent.

« Le sulfate de cinchonine, traité par le même réactif, donne un précipité
« blanc caséeux cailleboté.

« Le mélange des deux dissolutions, traité par le même chlorure, a donné
« en même temps le précipité blanc pulvérulent, déposé au fond du vase et
« le précipité cailleboté nageant dans la liqueur.

« Le sulfate de quinine, traité par le cyanure rouge de potassium et de
« fer, donne un précipité qui disparaît dans un accès de réactif. La coloration
« est vert-bois noir, et l'ammoniaque ne la change pas et ne précipite
« rien.

« Le sulfate de cinchonine, soumis au même réactif, donne un précipité
« moins coloré que le précédent ; il se dissout dans un excès, mais l'ammo-
« niaque ramène le précipité et enlève la coloration en grande partie.

« Le chlorure de calcium ne précipite point le sulfate de quinine ; au con-
« traire, le sulfate de cinchonine, traité par ce réactif, donne un précipité
« qui n'est pas dissous par un excès.

« L'eau de chaux a donné le même résultat que la chlorure de chaux, sans
« aucune variation. »

Mentionnons qu'à l'Académie royale de médecine (séance du 30 avril 1825),
M. O. Henry, père, lisait un travail sur l'action mutuelle du sulfate de quinine et des différents vins :

« En mêlant quatre grains de sulfate de quinine avec quatre onces de vin,
« aussitôt la quinine est en partie précipitée, soit par la matière colorante
« du vin, soit par la matière astringente et tannante de cette liqueur, soit
« enfin par le tartre qu'elle contient ; une autre portion du sel reste dans le
« vin à l'état de sulfate acide de quinine. »

Se basant sur la présence normale de l'acide chlorhydrique dans les
liquides gastriques, sur la diffusibilité de l'acide volatil et sur son innocuité,
M. Calloud propose d'employer l'acide chlorhydrique de préférence, comme
dissolvant du sulfate de quinine.

Voici, du reste, les résultats d'expériences comparatives faites par lui avec
un certain nombre de substances neutres :

« 1° Le sel ammoniac, le nitrate de potasse, le sel marin favorisent singu-
lièrement les dissolutions du sulfate de quinine ;

« 2° La puissance de dissolution accusée par ces sels est de moitié plus forte que celle de l'eau simple, prise comme point de comparaison ;

« 3° L'eau de savon exerce sur le sulfate de quinine une action dissolvante sensiblement plus grande que l'eau seule ;

« 4° Les sulfates de soude et de magnésie font moins que l'eau pour la dissolution du sulfate de quinine ;

« 5° Le phosphate et le bicarbonate de soude entravent la dissolution aqueuse ; le premier, en rendant libre une certaine partie de quinine basique ; le second, en décomposant totalement et en rendant toute libre la base quinine insoluble. » (*Bull. thérap.*, 1860, tome 58°).

Selon MM. Righini, Ruspini et Bouchardat, au lieu d'ajouter l'acide sulfurique, il faut mettre l'acide tartrique. On forme ainsi un sulfo-tartrate de quinine qui n'a pas la saveur amère et désagréable du sulfate acidifié par l'acide sulfurique.

Selon M. Casorati, il suffit de 0 gr. 05 d'acide tartrique, pour dissoudre 0 gr. 15 de sulfate de quinine basique.

Pour masquer la saveur amère du sulfate de quinine, souvent on prescrit ce sel dans du café ou dans une infusion de thé. M. Dorvault a établi, par des expériences, que le café ne nuit en rien à l'action thérapeutique du médicament. — S'appuyant sur les recherches de M. Dorvault, M. Thélu considère le thé comme préférable au café, particulièrement en ce que l'aspect de la liqueur n'éprouve aucun changement par la présence du sel de quinine.

Répétant ces expériences, M. Stanislas Martin (*Bull. thér.*, tome 32°, p. 135), reconnaît que « lorsqu'on met du sulfate de quinine, réduit en poudre, dans « une infusion de café, il s'y opère à l'instant une réaction ; une portion de « la quinine forme une combinaison insoluble avec le tannin du café ; une « autre portion de ce sel est empâtée dans le liquide par de l'huile grasse et « de l'extractif, et la troisième est dissoute par les acides libres qui se sont « formés dans le liquide. Selon cet auteur, le thé forme aussi, avec ce sel, « une combinaison insoluble qui a permis à l'auteur d'apprécier du thé mé- « langé de fleurs indigènes d'un autre qui était sans mélange...... Le dépôt « est presque nul pour le thé falsifié. »

M. Moullard (*Revue pharmaceutique*, nov. 1848), indique un procédé pour reconnaître la falsification du sulfate de quinine par l'oxalate d'ammoniaque. On traite le sel suspect par la potasse caustique qui donne naissance à des vapeurs ammoniacales sensibles à l'odorat, ou bien on le traite par l'eau ; celle-ci, traitée ensuite par la potasse, la soude ou la chaux, produit la même réaction (*Union médicale*, 1847).

CHAPITRE II

PHYSIOLOGIE

> « Il faut analyser les actions complexes et les réduire à des
> « actions plus simples et exactement déterminées... Les expé-
> « riences sur les animaux permettent seules de faire convena-
> « blement des analyses physiologiques qui éclaireront et expli-
> « queront les effets médicamenteux qu'on observe chez l'homme.
> « Nous voyons, en effet, que tout ce que nous constatons chez
> « l'homme se retrouve chez les animaux, et *vice versa* seule-
> « ment avec des particularités que la diversité des organismes
> « explique ; mais au fond, la nature des actions physiologiques
> « est la même. Il ne saurait en être autrement ; car, sans cela,
> « il n'y aurait jamais de science physiologique, ni de science
> « médicale. »
>
> (Cl. Bernard.)

Dans ce chapitre, nous relaterons successivement : les expériences de
M. Binz tendant à démontrer l'action antiseptique du sulfate de quinine sur
les paramécies, les kolpodes et autres animaux inférieurs ; — l'action de ce
sel sur les globules du sang ; — les modifications qu'éprouvent, sous l'influence de cet agent médicamenteux, les systèmes circulatoire et nerveux.

Enfin, nous étudierons l'action du sulfate de quinine sur tous les organes
de l'économie, recherchant s'il en est sur lesquels cette action s'exerce plus
particulièrement.

Action sur les organismes inférieurs. — Très-prononcée est l'action de la quinine sur les paramécies, lesquelles, d'après les expériences de Binz (1), succombent immédiatement dans une solution au $\frac{1}{400}$, — au bout de deux minutes dans une solution au $\frac{1}{1000}$, — et au bout de deux heures dans une solution
au $\frac{1}{10000}$, des signes de paralysie se manifestant dès les cinq premières minutes. Plus tard, les animalcules se gonflent puis se parsèment uniformé-
ment à l'intérieur de points noirs, et tombent en détritus après quelques
heures. Des expériences comparatives faites avec la salicine, le sulfate de

(1) *Centralblatt für med. Wissenschaften*, 1867.

morphine, le santonate de soude et le sulfate de strychnine, démontrent que cette action est spéciale à la quinine. Toutefois, cette action ne se borne pas aux paramécies et la quinine est aussi un toxique spécifique pour les organismes inférieurs plus connus et plus communs et que l'on trouve dans les liquides en putréfaction. Que l'on clarifie à l'aide d'albumine, une macération de foin pour en séparer les paramécies qui gêneraient pour une observation plus délicate, et que l'on prenne quelques gouttes de cette macération clarifiée, on y voit une grande quantité de monades, de vibrions et de bactéries. La comparaison des expériences faites sur ce liquide avec des solutions de quinine au 1/60 ; de sublimé au $\frac{1}{80}$, de permanganate de potasse au $\frac{1}{60}$, de chlore au $\frac{1}{360}$, démontre que pour ces petits infusoires, à l'exception du *monas crepusculum* et du *vibrio lineola*, la quinine est un agent toxique aussi actif que le sublimé, le chlore et le permanganate de potasse.

Les recherches de H. Herbst (1) ont porté comparativement sur des substances végétales et animales putréfiées (farine de haricots, foin, chair musculaire, etc.), les unes abandonnées à elles-mêmes, les autres additionnées de solution de sulfate de quinine à divers degrés de concentration, ou de solutions de morphine ou de strychnine. Observées longtemps après (2), ces macérations ont démontré que la quinine est un poison violent pour presque tous, sinon tous les organismes inférieurs qui vivent dans l'eau douce, puisqu'elle s'oppose à leur multiplication, et que, à un degré suffisant de concentration, elle détruit la faculté motrice de ces organismes inférieurs. Et, sous ce rapport, son énergie surpasse de beaucoup celle des autres agents si toxique pour les animaux supérieurs, celle de la strychnine notamment, dont l'amertume, beaucoup plus grande est, d'après Buckheim et Engel, la raison de son action antiputride.

« Ces données, selon Binz, expliquent l'utilité des préparations du quin-
« quina dans les maladies fébriles. L'action de la quinine dans les fièvres ne
« peut s'expliquer que par son influence sur le cœur, sur le système ner-
« veux ou sur l'élément *septique* de la maladie. Or, l'accélération du pouls,
« dit C. Binz, n'est qu'un phénomène secondaire dans la fièvre, et ne pré-
« sente pas toujours un rapport constant avec l'accroissement de la tempé-
« rature. L'influence du système nerveux n'est rien moins que démontrée.
« Reste donc l'état du sang, et l'on sait que dans un grand nombre, sinon
« dans la totalité des pyrexies, la présence d'un élément septique dans ce
« liquide peut être invoquée. Dès lors, les propriétés toutes spéciales de la
« quinine, suffisent pour expliquer la sédation de la fièvre, qui se produit

(1) *Dissertat. inaug. ; Bonn.* 1867.
(2) On ajoutait de temps à autre un peu d'eau pour remplacer celle qu'enlevait l'évaporation.

« sous leur influence. Telle est, selon Binz, l'explication la plus rationnelle
« des effets thérapeutiques du quinquina. » (*Experimentelle Untersuchungen
über das Wesen der Chinin-wirkung, von Dr Binz. Analyse par Dr Ball, in
Archives de physiologie*; 1868, tome 1er).

Notons que le sel employé par Binz dans ses expériences a été le chlorhydrate de quinine auquel il reconnaît l'avantage d'être soluble dans
soixante fois son volume d'eau.

Mais, dit M. Ball, « il est permis de se demander pourquoi le quinquina,
dont l'utilité reste au moins douteuse dans le plus grand nombre des fièvres,
jouit d'une action plus que spécifique dans les affections paludéennes. Les
effets antipériodiques du quinquina ne sauraient s'expliquer par les propriétés antiseptiques de la quinine (*loco citato*). »

Comme ses devanciers, Pringle, Polli et Pavesi qui avaient conclu, de ses
expériences, à la neutralisation dans le sang, par la quinine, des éléments
du miasme palustre,—Binz (*Virchow's Archiv*, 1869), constata que de la chair
musculaire, mise en contact avec une solution quinique, résiste, même à une
haute température, aux progrès de la putréfaction. Ayant injecté dans les
veines ou dans le tissu cellulaire d'animaux des liquides provenant de matières végétales en putréfaction, puis administré le sel de quinine, M. Binz a
constaté la diminution des symptômes septicémiques. Le même résultat a
été obtenu lorsqu'au lieu des liquides provenant de macération, il a expérimenté avec du pus injecté dans les veines.

M. Binz rappelle l'emploi fait par Giesler de la quinine en topiques contre
les plaies de mauvaise nature, le noma, les ulcères chroniques.

ACTION DU SULFATE DE QUININE SUR LES GLOBULES DU SANG

Binz (*Schultze's Archiv für microscop. anatomie, III*), a observé que si on
mêle à du sérum parfaitement pur une goutte de sang prise chez un animal
en pleine digestion, on verra se produire sans obstacles les mouvements
amiboïdes. — Qu'on répète, au contraire, l'expérience avec du sérum contenant $\frac{1}{2000}$ de quinine, et sans que les globules rouges éprouvent la moindre
altération, l'on verra s'arrêter les mouvements des globules blancs. Ceux-ci
(les leucocytes) deviennent grossièrement granulés; les uns prenant la forme
sphérique, les autres gardant la configuration qu'ils avaient, sans autre
transformation ultérieure.

Selon Scharrenbroich (*Centralblatt*, 1867), la quinine ne tue pas absolument
les globules blancs du sang quand, sur l'objectif de Schultze, que l'on peut
chauffer, on ajoute à du sang frais une quantité égale d'une solution au $\frac{1}{1500}$ de

quinine. On obtient le même résultat dans la plupart des cas, quand le degré de la solution, est de $\frac{1}{2000}$ à $\frac{1}{2500}$. Mais avec la solution à $\frac{1}{1500}$, l'action toxique de la quinine se manifeste toujours. Les globules blancs deviennent plus foncés et se parsèment de granulations noires. Leurs mouvements amiboïdes si vifs auparavant, cessent aussitôt qu'ils se trouvent en contact avec la solution quinique.

Quelques substances possèdent cette propriété, mais elles sont pour l'homme des toxiques si énergiques qu'on ne peut en administrer des doses approchant de celle qui serait nécessaire pour la manifestation de cette propriété. Par exemple, la conicine à $\frac{1}{2000}$ tue les globules blancs aussi bien que la quinine ; de même la strychnine, mais seulement à $\frac{1}{500}$ et, au bout d'un quart d'heure ; le sublimé agit au minimum à $\frac{1}{1800}$ ou $\frac{1}{1500}$. La vératrine, encore mortelle pour les globules blancs à $\frac{1}{1500}$, n'agit plus à $\frac{1}{2000}$. D'autre part, même à haute dose, la digitaline, la morphine, l'aconitine, l'atropine, la caféine, l'arséniate de potasse, l'acétate de plomb, la créosote, le camphre et l'huile de térébenthine n'ont aucune action appréciable.

Ainsi Binz assimile les leucocytes aux animaux infusoires quant à l'action du sel de quinine sur eux. Non-seulement il serait anti-putride ; il devient antiphlogistique.

Dans un travail récent (*Virchow's Archiv. Bd XL*), Cohnheim a démontré que les globules blancs jouaient un grand rôle dans l'inflammation et la suppuration. D'après cet auteur, l'inflammation observée sur le mésentère de grenouilles, de chats et de lapins, consiste essentiellement dans le passage des globules blancs de vaisseaux dilatés, mais d'ailleurs intacts, dans le tissu connectif où ils restent en qualité de globules de pus et y constituent les exsudats que l'on connaît. La question se pose donc de savoir si les résultats fournis par la quinine dans les expériences précédentes se retrouveraient sur le mésentère mis à nu des animaux vivants ; en d'autres termes, il fallait rechercher si la quinine était capable d'empêcher ou d'arrêter le développement du processus inflammatoire.

Scharrenbroich et Binz ont donc institué des expériences, portant la plupart sur des grenouilles, pour étudier l'influence de la quinine sur l'exsudat du mésentère ; quelques-unes ont été faites sur de jeunes chats afin de pouvoir évaluer la diminution de globules blancs après l'injection sous-cutanée de la quinine. Modifiées de diverses façons, toutes ces expériences ont donné un résultat positif. Toujours on a vu la suppuration empêchée sur et dans le mésentère, et l'exsudation purulente déjà formée s'arrêter, que la quinine fût injectée sous la peau, ou appliquée directement en badigeonnage à la surface enflammée. La diminution considérable de globules blancs a pu être observée sur les grenouilles et sur les chats ; chez les premières on l'a appréciée d'une façon générale dans les vaisseaux mésentériques ; chez les seconds, en comptant comparativement les globules avec ceux de sang tiré directement de la veine.

A. Martin (*Dissertation inaugurale*, 1868, Giessen), a vérifié les expériences de Scharrenbroich et Binz, en y ajoutant des recherches sur l'action de la quinine dans l'inflammation des organes parenchymateux. Il a mis à nu le foie des grenouilles, lesquelles peuvent vivre trois jours dans cet état. Les cellules hépatiques de la grenouille ressemblent beaucoup aux globules blancs du sang, mais s'en distinguent par leur dimension et leur contenu. L'inflammation y suit la même marche que dans le mésentère mis à nu. Pendant quatorze jours, Martin découvrit douze heures par jour le foie de quatre grenouilles, et à deux desquelles il injecta à certains intervalles 0 gr. 0025 de quinine. Sur vingt préparations prises sur ces animaux, il a constaté une action antiphlogistique de la quinine, les globules blancs sortis des vaisseaux étant beaucoup moins nombreux chez la grenouille à quinine que chez les autres.

« Sang en grande partie privé de sa coagulabilité; caillot mou, diffluent, « se séparant mal du sérum qui reste louche et troublé, et tient en dissolution « la matière colorante : » tels sont les caractères du sang constaté par M. Mêlier dans des expériences sur des chiens auxquels il avait donné le sulfate de quinine à dose toxique (*Mém. Acad. médec.*, tome 8ᵉ). Ces animaux succombèrent :

Le 1ᵉʳ qui avait pris	2 gram. de sulfate	à jeun,	au bout de	22 heures
Le 2ᵉ —	3 —	après avoir mangé, —		21 heures
Le 3ᵉ —	6 —	en solution acide, —		15 heures
Le 4ᵉ —	1 —	acid., à jeun et en sol. conc. —		1/2 heure
Le 5ᵉ —	— —	solution acide, —		8 heures
Le 6ᵉ —	— —	— —		18 heures
Le 7ᵉ —	— —	solution aqueuse, —		22 h. 1/2
Le 8ᵉ —	— —	—		ayant survécu, fut abattu pour servir de terme de comparaison à la nécropsie.
Le 9ᵉ —	— —			— au bout de 21 heures

M. Briquet mêla à 30 gram. de sang veineux frais, 30 gram d'eau additionnée de 1 gram. de bi-sulfate de quinine. Une goutte de ce liquide, au bout de vingt-quatre heures liquide et sans grumeaux fut examinée au microscope et le plus grand nombre des globules étaient détruits ; quant à ceux qui restaient, ils étaient déchirés et déchiquetés. L'altération était donc

ici plus avancée que dans les expériences mentionnées plus haut de Binz.
Continuant ses recherches, Briquet mélangea :

A 30 gram. de sang veineux frais 0 gr. 50 de sulfate et obtint un précipité
en consistance de sirop ou de gelée, — ou un caillot très-mou ou des grumeaux ;

A 30 gram. de sang veineux frais, 0 gr. 25 de sulfate ; caillot très-mou ou
ayant l'apparence d'une gelée ;

A 30 gram. de sang veineux frais, 0 gr. 10 de sulfate ; caillot mou, ou en
bouillie liquide ;

A 30 gr. de sang veineux frais, 0 gr. 05 de sulfate ; caillot mou, en gelée,
ou en grumeaux épais pris en masse ;

A 30 gram. de sang veineux frais, 0 gr. 0025 de sulfate ; plus d'altération
visible ;

Des esssais identiques avec du sang artériel donnèrent les mêmes résultats.
— A six chiens, cet expérimentateur injecta dans la veine jugulaire de 0,15
à 2 gram. de sulfate. Ces animaux moururent presque aussitôt et à l'autopsie
on trouva le cœur droit rempli par un caillot dur et noirâtre ; le cœur gauche
était distendu par un caillot également fort dur, mais de couleur écarlate.
Chez d'autres, l'injection fut faite dans l'estomac et par la veine jugulaire ;
le résultat obtenu fut le même ; le sang artériel et le sang veineux étaient
pris en caillots aussi bien coagulés que le sang extrait avant l'expérience. —
L'analyse du sang fut faite complétement chez un chien avant et après
l'injection ; nous la reproduisons :

	1re saignée avant s. q. gr.	2e saignée après 8 gram. de sel en huit jours.	3e saignée après quinze jours de repos.	4e saignée après 6 gr. de sel en trois jours.
Fibrine	0,12	1,31	0,53	0,58
Globules	17,39	11,50	7,62	4,29
Sérum et albumine.....	7,00	8,88	8,26	10,28
Eau pure.............	74,66	78,31	83,59	84,85
	100,00	100,00	100,00	100,00

De ces faits, résultent : que la fibrine a augmenté après l'administration du
sel de quinine ; — que le nombre des globules a diminué. Ces conclusions
expérimentales ont été confirmées par les faits cliniques de MM. Légroux et
Briquet.

On lit dans les *Pflüger archiv*. (*Union médicale*, p. 263, 1872) :

« Afin de vérifier l'assertion de Binz, sur la propriété de la quinine,
d'arrêter les mouvements des leucocytes ou globules blancs du sang, et la

valeur de cette objection du professeur Strieker, que l'acide contenu dans la solution jouait le principal rôle dans cet arrêt, de nouvelles expériences viennent d'être tentées. Incité par les observations de Mosler sur la guérison de certains cas de leucémie par l'administration de la quinine, Kerner a employé un sel neutre de quinine comme le chlorure et le carbonate. Dans une petite quantité de sang de chien et de chat, il introduisit, à la température du sang, une solution de ce sel à 1/10°, une partie pour 4000 de sang. Sous le champ du microscope, le résultat fut frappant. Les globules blancs s'arrondirent et devinrent obscurément granuleux ; leurs mouvements s'arrêtèrent complétement aussitôt. »

« Comparant ces effets avec d'autres sels neutres, et en poursuivant ses investigations, Kerner trouva que la salicine, la caféine, l'atropine, l'arséniate de potasse étaient totalement indifférents ou n'avaient qu'une très-légère action à cet égard. »

ACTION DU SULFATE DE QUININE SUR LA CIRCULATION.

Des observateurs et expérimentateurs qui ont étudié l'action du sulfate de quinine, tant sur les animaux que sur l'homme, un petit nombre n'ont pas admis l'opinion généralement reçue du ralentissement du pouls sous l'influence de ce médicament.

Ainsi, Piorry dit n'avoir pas constaté d'accélération du pouls, mais aussi n'avoir pas noté de ralentissement. Selon Monneret, le ralentissement noté par lui, ayant coïncidé avec la diminution de la maladie, il ne croit pas qu'il y ait action directe du sulfate de quinine sur le cœur.

Tout récemment, Bordier (*Bull. de thérap.*, tome 73°) a vu le sulfate de quinine augmenter beaucoup l'amplitude du pouls et cela très-rapidement.

Duval et Béraudi (*Bull. méd. de Férussac*) cités par Favier (*Thèse de Montpellier* 1848) et Briquet (*Traité du quinquina* 1855) prescrivant 1 gram. de sel de quinine par jour et en une dose, ont constaté, une heure après l'administration du médicament, que le pouls avait monté de 75 à 95 pulsations; deux heures après, il avait atteint le chiffre de 105 pulsations.

Cinq fois seulement et sur lui-même, dans les expériences qu'il poursuivit pendant quarante-sept jours, Giacomini, qui en prenait de 3 à 4 gram. par jour, constata une augmentation dans la fréquence du pouls.

Le docteur B. Elson (*Americ. Journ. of Med. Sciences*, 1866) aurait injecté jusqu'à 200 grains (10 gram.) de sulfate de quinine par fraction de 20 grains de demi-heure en demi-heure *sans* observer aucun *changement dans la fréquence du pouls devenu seulement plus ample.* — Le sulfate de cinchonine, au contraire, à cinq grains par dose, porta le pouls de 70 à 76. Sur onze obser-vations, l'injection de onze doses (de 20 grains chacune) *eleva* le pouls en moyenne à 96.

Chez les animaux sur lesquels il a expérimenté, M. Mêlier a toujours cons-taté une accélération du pouls, fait en opposition avec ceux dont nous parlerons plus tard.

Des laborieuses recherches de Briquet il résulte que le ralentissement du pouls constaté après la médication quinique, n'a pour cause que le médica-ment, lequel agit encore quelque temps après que son administration a été interrompue; ce ralentissement est immédiat, direct, non secondaire ; il est en raison directe et de la fréquence du pouls avant la médication et de la quan-tité de sulfate administré. Outre que le pouls perd, sous l'influence de la quinine, de sa fréquence, il devient petit, mou et faible.

La lecture des faits de M. Briquet nous a suggéré quelques observations. Ainsi cet auteur reconnaît que chez quelques-uns des malades qui ont pris la dose de 5 à 6 grammes par jour, *l'affection en traitement n'était pas très-intense*; *le pouls était à peine fréquent*; puis, pour établir le chiffre représentant la diminution moyenne obtenue, M. Briquet prend deux points de repère : le début du traitement quinique et la date de la sortie du malade ; cette seconde date est-elle la meilleure à choisir? Enfin, dans la catégorie des malades traités simultanément par le sel de quinine aux doses de 2 à 4 grammes, 1 à 2 grammes, quelle part ont eue dans le ralentissement obtenu les évacua-tions alvines? N'ont-elles pas ajouté leur effet à celui du médicament?

Ajoutons que chez les malades atteints de fièvre typhoïde et traités par le sulfate de quinine dans les salles de M. Briquet, on a également constaté un ralentissement du pouls; que même ces malades sont sortis de l'hôpital avec un pouls au-dessous du type physiologique. MM. Legroux et Nivet, dit cet auteur, auraient observé le même fait.

Avec M. le professeur Andral, Lemaistre (Thèse de Paris 1850 n° 174), conclut :

« 1° Que le sulfate de quinine n'a aucune influence sur la circulation à l'état normal, mais que toute son action, ou à peu près, se passe du côté des fonctions de l'innervation qu'il déprime, qu'il abat. »

« 2° Que, si quelques auteurs l'ont regardé comme sédatif de la circulation, c'est qu'ils ont conclu d'un état pathologique à un état physiologique; c'est que, dans les différents cas observés, il y avait l'élément douleur, qui n'a pas été assez pris en considération. Dans le rhumatisme, le sel de quinine agit en calmant, en engourdissant la douleur qui surexcitait le mouvement fébrile; d'où sédation de celui-ci, mais d'une manière secondaire, et à preuve, c'est que le premier effet du sulfate de quinine est de calmer la douleur. Dans les faits observés de rhumatisme, le pouls n'a jamais baissé au dessous de la normale. »

« Selon M. le Dr Carabin (*Thèse de Montpellier*, 1848), un gramme de sulfate « de quinine provoque des nausées, des vomissements, du ptyalisme, de la « somnolence, de la *fréquence* du pouls. »

De ses expériences; P. Lewitzky, de Casan (*Centralblatt*, 1869), déduit les conclusions suivantes :

1° L'injection du sulfate de quinine dans la jugulaire d'un lapin a toujours été suivie d'un abaissement de la température plus grand que celui que cause l'opération en elle-même, ou l'injection d'eau simple, comme l'ont démontré des expériences comparatives ;

2° Les battements du cœur sont ralentis. De hautes doses arrêtent complétement l'action du cœur, et l'animal meurt dans de violentes convulsions ;

3° Aussitôt que l'action sur le cœur se manifeste, la respiration devient notablement superficielle. La mort, consécutive à l'introduction directe de la quinine dans le sang, est toujours la suite de la paralysie du cœur ;

4° Le ralentissement des pulsations cardiaques ne tient pas à l'excitation du nerf vague, puisque la section préalable de ces deux nerfs ne l'empêche pas de se produire ; il ne tient pas davantage à une paralysie du centre des nerfs accélérateurs cardiaques, puisqu'il n'est pas empêché par la section préalable de la moelle et des nerfs sympathiques du cou. La quinine agit donc sur les centres nerveux intra-cardiaques ;

5° L'action de la quinine consiste donc :

A, à exciter les extrémités périphériques des nerfs vagues ;

B, ou paralyser les extrémités périphériques des nerfs cardiaques accélérateurs ;

C, ou paralyser le système nerveux cardiaque musculo-moteur. C'est cette dernière hypothèse qui s'accorde avec les expériences. L'excitation du nerf vague chez les animaux à quinine ralentit les mouvements du cœur, comme chez les autres. Chez les lapins auxquels on a injecté une forte dose de quinine, l'excitation de l'extrémité périphérique du sympathique, après section de ce nerf et de la moelle, est suivie de l'accélération ordinaire du cœur. En ouvrant la poitrine d'un lapin dont le cœur a été complétement arrêté par la quinine, on trouve le muscle cardiaque peu ou point sensible à l'action du courant induit ;

6° L'affaiblissement de l'activité cardiaque correspond toujours à un amoindrissement de la tension sanguine, marqué surtout au début ; la tension se relève ensuite, mais sans reprendre son premier niveau. Cet amoinørissement existe encore, mais est beaucoup moindre, quand l'eau injectée ne renferme pas de quinine ;

7° La diminution de la tension tient-elle à la dilatation des vaisseaux ? Les expériences, consistant à soustraire le sang d'une certaine région vasculaire à l'action cardiaque, donnent des résultats incertains. L'observation des vaisseaux de la rétine d'un lapin ou du mésentère d'une grenouille, après introduction directe de la quinine dans le sang, n'a fait apercevoir aucun changement dans ces vaisseaux. Cette méthode d'ailleurs est insuffisante pour qu'on puisse affirmer l'absence de dilatation ;

8° Quant à la température, elle est abaissée ; mais cet effet tenait-il à une moindre production de calorique ou à une déperdition plus grande ? Sur les lapins, entourés de corps mauvais conducteurs, comme la ouate, la température s'abaissait encore, mais moins rapidement. Si l'abaissement tenait à une déperdition plus grande, il faudrait qu'on pût démontrer : 1° une dilatation des vaisseaux ; 2° la disparition complète ou la diminution considérable de cet abaissement de la température interne quand les animaux sont soigneusement enveloppés de ouate. Or, il n'en est rien ; il faut donc reconnaître que l'abaissement de la température tient à une moindre production du calorique ;

9° On pourrait penser que l'abaissement de la température dépend de l'action de la quinine sur les centres nerveux que Tscheschichin a décrits comme un régulateur du calorique. D'après cet auteur, la section de la moelle, entre le pont de Varole et la moelle allongée, est suivie, chez les lapins, d'une élévation de température d'environ trois degrés, au bout de deux heures. Répétant l'expérience, Lewitsky n'a pu constater d'élévation de la température, les animaux mourant presque aussitôt après l'opération et avec des convulsions, lesquelles suffisent à expliquer la légère élévation de température que l'on pouvait observer ;

10° Le ralentissement de la circulation et de la respiration après l'injection de la quinine sont probablement les deux causes de la moindre production de chaleur.

M. Block (*Dissert. inaug.*, Güttingen, 1870) a constaté expérimentalement que de très-petites doses de quinine accélèrent le pouls et font en même temps baisser la température ; qu'avec de fortes doses, en même temps que la température baisse, le pouls se ralentit. Une dose mortelle fait tomber rapidement le pouls et bientôt le cœur s'arrête. Block croit que ses expériences réfutent l'opinion de ceux qui admettent que l'abaissement de la calorification soit primitif, ayant constaté lui-même pour un même abaissement de la température, le pouls tantôt accéléré, tantôt ralenti. Il n'admet pas non plus que la modification de l'activité cardiaque soit la cause de l'abaissement de la température, ayant vu le pouls s'accélérer sous l'influence de fortes doses, et la tension artérielle monter de 40 millim., tandis que la température descendait.

D'après Block, la diminution de tension observée par Lewitzky ne se produit que dans les cas où la quinine ralentit et affaiblit les contractions cardiaques. La température baissant malgré l'accroissement de la tension artérielle dans les expériences de Block, il se croit fondé à conclure que l'action de la quinine sur le cœur et son action sur la température ne dépendent pas l'une de l'autre.

Des expériences faites comparativement sur des animaux sains ou en état de fièvre portent Block à nier que la quinine agisse plus énergiquement sur l'organisme en état de pyrexie.

ACTION SUR LE SYSTÈME NERVEUX.

En 1867, Eulenburg lisait à l'Académie des sciences un mémoire sur le résultat d'expériences faites par lui avec le sulfate de quinine sur les grenouilles. En voici les conclusions :

1° Le sulfate de quinine appliqué au moyen de l'injection hypodermique (de 0,03 à 0,12) produit, après 1 à 5 minutes, une lésion forte de la respiration et des mouvements du cœur ;

2° La respiration devient irrégulière, faible ; les mouvements des flancs s'arrêtent d'abord, puis ceux de la région jugulaire et nasale. L'arrêt absolu des mouvements respiratoires s'opère, avec les grandes doses, au bout de 10 à 15 minutes ; avec les petites, au bout de 15 à 70 minutes. Aussi, avec les premières, la fréquence des mouvements respiratoires tombe continuement et d'une manière très-rapide, tandis qu'avec les petites doses cette diminution de fréquence est irrégulière et souvent interrompue par une augmentation passagère ;

3° Les dérangements de l'action du cœur se manifestent surtout dans un décroissement de force et de fréquence des contractions cardiaques, décroissement lent, mais continu, et ne dépendant nullement des troubles de la respiration : les pulsations du cœur cessent même beaucoup plus tard que les mouvements respiratoires, quelquefois au bout de 4 à 5 heures ;

4° L'effet observé sur le cœur n'est pas non plus le résultat d'une influence exercée sur les nerfs vagues et sur la moelle allongée ; il se produit encore, les nerfs vagues étant auparavant coupés ; il résulte plutôt de l'action du poison sur la substance musculaire du cœur et sur les ganglions excito-moteurs situés dans le cœur même ;

5° Le cœur arraché et plongé dans une solution (1 à 6) de sulfate de quinine neutre, perd bien vite son incitabilité, mais pourtant plus tard qu'un muscle volontaire traité de même ;

6° Les pulsations des cœurs lymphatiques (postérieurs) sont retardées et suspendues par l'effet du poison ; l'arrêt absolu de ces organes devance encore, dans la plupart des cas, la cessation des mouvements respiratoires ;

7° Quelques minutes après l'empoisonnement, simultanément avec la faiblesse respiratoire, on observe dans les animaux un manque absolu de réaction pour les irritations externes. La plus forte irritation chimique ou mécanique ne donne plus lieu à aucun mouvement, excepté dans la cornée, qui conserve, un peu plus que tout le reste, son irritabilité ;

8° Cette perte générale d'irritabilité ne résulte ni d'une lésion dans les terminaisons périphériques des nerfs sensibles, ni d'une lésion dans leurs fibres conductrices, ce qui se prouve au moyen d'empoisonnements unilatéraux exclusifs : elle dépend d'un trouble de fonction dans les appareils intermédiaires spinaux auxquels on doit attribuer les mouvements réfléchis. Le trouble de fonctions se manifeste déjà à un moment où le passage centripète jusqu'au cerveau est encore libre et où peuvent surgir encore des mouvements spontanés. Donc, *le sulfate de quinine agit d'abord sur les foyers centraux des mouvements réfléchis dans la moelle, et ensuite sur les foyers cérébraux de la sensibilité et de la motilité volontaires* ;

9° L'action réfléchie est suspendue de la même manière, qu'elle soit en état de santé ou de maladie, si l'on a pratiqué d'abord l'injection d'une petite quantité de nitrate de strychnine (0,001). *La strychnine et la quinine sont des antagonistes à l'égard de leur action réciproque sur les mouvements réfléchis* ;

10° Le sulfate de quinine n'agit pas sur la contractilité musculaire, ni sur l'irritabilité des nerfs moteurs, ni sur leurs extrémités périphériques intramusculaires. Appliqué directement sur la section transversale d'un muscle volontaire, il détermine des contractions, il prive très-rapidement d'irritabilité le muscle plongé dans ladite solution ; il n'agit pas sur la section transversale d'un nerf moteur.

E. A. Chaperon (*Dissert. inaug. Wrützburg*, 1869), a fait sur les grenouilles des expériences confirmant celles d'Eulenburg (*Archiv v.* Reichert et du Boys Reymond, 1865) et de Simon (*Studien d. Physiolog. Institute zu Breslau,* I) et tendant à démontrer que l'excitation du centre frénateur de Setschenow par la quinine est la cause de la dépression du pouvoir réflexe de la moelle. L'action thérapeutique de la quinine dans l'accès intermittent consisterait, d'après Chaperon, à exalter la résistance du centre frénateur aux décharges excitatives périodiques, qui partent d'un organe primitivement malade (par exemple, la rate), pour se porter sur les extrémités périphériques des nerfs en se concentrant, comme à une station intermédiaire au centre de Setschenow. Le frisson de l'accès serait un effet de ces excitations réflexes portant sur la peau et les muscles des vaisseaux.

Soupçonnant quelque erreur dans les expériences d'Eulenburg, M. Jolyet les reprit et, dans un travail présenté à l'Académie des Sciences, le 2 avril 1867, arriva aux conclusions suivantes :

1° « Les injections hypodermiques de sulfate de quinine faites sous la peau des pattes postérieures ne produisent pas les effets des injections faites *sous la peau du dos* (expériences d'Eulenburg) dans le même temps ni même dans un temps beaucoup plus long et à doses égales ;

2° « Les phénomènes observés à la suite des injections de sulfate de quinine, *sous la peau du dos* dans les faits d'Eulenburg, ne sont pas les effets d'une substance toxique en circulation dans le sang, après absorption. Ces phénomènes sont le résultat d'une action locale en rapport avec la perte rapide d'irritabilité que le sulfate de quinine fait éprouver aux muscles au contact desquels il arrive ;

3° « Il n'est pas exact de dire que le sulfate de quinine paralyse d'abord les centres réflexes dans la moelle épinière, puis ceux de sensibilité et des mouvements volontaires dans le cerveau, puisque, tant que les mouvements spontanés persistent, on peut constater l'existence des mouvements réflexes en se plaçant dans des conditions convenables. »

Ayant remarqué que les personnes qui prennent 1 gramme de quinine éprouvent, cinq minutes après l'ingestion du sel, des accidents cérébraux propres à la quinine, de même que cela arrive chez les animaux dans l'estomac desquels on injecte du sulfate de quinine, M. Briquet (*Lecture à l'Acad. de Méd.* 8 *juillet* 1856) pense que la présence de la quinine dans les urines permet de résoudre une question restée jusqu'ici indécise. Cela prouve que ces troubles cérébraux ne sont pas un effet de communication nerveuse de l'estomac à l'encéphale, mais qu'ils dépendent directement de la présence de la quinine dans l'encéphale lui-même.

Dans ses leçons (*Cours de thérapeutique*), M. le professeur G. Sée a admis la théorie de Lewitzky. « Le sulfate de quinine, dit-il, se rapproche de la digitale par son action ralentissante, mais il en diffère en ce qu'il diminue la pression artérielle...... A côté des effets sur le cœur, ce sel produit d'autres phénomènes. Donnez 0,40 de quinine à un malade, et le soir il devient titubant, chancelant, parce que tout le système musculaire reçoit moins de sang qu'à l'état normal. Appliquez une ligature sur l'artère crurale et les muscles deviendront tremblotants dans le membre. Un second phénomène de l'ivresse quinine : ce sont les vertiges et les bourdonnements d'oreille. Ces faits sont de même nature ; l'encéphale reçoit moins de sang, et l'individu devient verti-

gineux. L'anémie peut produire le vertige, comme la congestion, et même
la plus grande partie des cas de vertige appartiennent à l'anémie. Ce sont
des vertiges par anémie encéphalique et des bourdonnements par anémie
des nerfs auditifs. Les individus ont aussi une diminution du pouvoir réflexe
de la moelle ; ils sentent moins la douleur, parce que la moelle reçoit moins
de sang, admet moins d'impressions et produit moins de réaction.... Le sulfate de quinine paralyse les ganglions du cœur; il entrave la circulation
cérébrale et médullaire : telles sont les bases de ses effets. »

Goyon (Thèse de Paris, 1867, n° 268) range le sulfate de quinine parmi les
poisons du système sensitif, faisant disparaître l'excitabilité sensitive sans
toucher à l'excitabilité motrice, ni à l'irratibilité musculaire. L'influence de
ce sel, ainsi que de la cinchonine sur le système circulaire, n'est que secondaire.

« Le sulfate de quinine, dit M. le professeur Gubler, dans ses *Commentaires*
« *du Codex*, considéré tour à tour comme excitant et comme sédatif,
« comme tonique et comme stupéfiant, ne saurait mériter ces épithètes con-
« tradictoires. Voici comment son action nous paraît s'exercer. La moelle,
« ainsi que les autres centres nerveux, est douée du pouvoir de condenser de la
« force avec la faculté de s'en décharger en déterminant des excitations sen-
« sitives et motrices. Ces deux propriétés marchent naturellement en sens
« inverse : accroître celle de conserver, c'est par conséquent diminuer d'au-
« tant celle de perdre. Or, le sulfate de quinine, par exemple, rend les centres
« et les conducteurs nerveux plus aptes à recueillir et à garder la force créée
« par la combution respiratoire. Il amème ce résultat, soit en modifiant direc-
« tement leur manière d'être, soit en agissant sur eux d'une façon détournée
« par l'intermédiaire du grand sympathique, dont l'hypersthénie paraît être
« la condition éminemment favorable à la restauration dynamique de l'éco-
« nomie, de même que sa paralysie entraîne à la dépense sous forme de
« chaleur, de douleur, de force sécrétoire ou plastique. En admettant que la
« quinine augmente la réceptivité dynamique du système nerveux, à peu
« près comme un enduit mauvais conducteur isole un appareil électrique, on
« arrive à saisir dans leur apparente diversité le fond commun ou le lien
« qui unit entre eux les effets physiologiques et thérapeutiques observés.
« Si l'affection pour laquelle on l'administre se caractérise par la surexcitation.
« sensitive ou motrice, par de la douleur ou du spasme, ces phénomènes,
« comparables à l'aigrette lumineuse qui s'échappe d'un conducteur pointu,
« venant à cesser par le fait d'une plus grande capacité de tension acquise
« par le système nerveux au contact de l'alcaloïde, il en résulte ce qu'on peut
« appeler une sédation. — Si, au contraire, tout se borne pour les centres
« d'innervation à la perte ou du moins à la diminution du pouvoir de se

« charger de force, alors le sel de quinine, restituant en partie cette faculté,
« sera réputé tonique et même stimulant. — Enfin, si l'action modératrice
« ou contre-stimulante devient exagérée en raison de la proportion relative-
« ment ou absolument trop forte de l'agent médicamenteux, il en résulte la
« suppression de ce que les anciens nommaient les *forces agissantes*, c'est-à-
« dire une sorte d'engourdissement ou de torpeur fonctionnelle qui passe à
« bon droit pour de la stupeur. »

« Sur quelle division de l'appareil nerveux se localise l'action de la qui-
« nine ? La réponse n'est pas facile. Toutefois, il me semble que cet alcaloïde
« exerce son influence principalement sur la moelle et les nerfs vaso-mo-
« teurs. »

La double influence sur le système nerveux et la circulation étant admise,
on peut penser, dit Collin (*Traité des fièvres intermitt.*, p. 371), que « ce sel agit
« comme excitant des nerfs qui président à la marche et à la répartition du
« sang et qu'en produisant ainsi la contraction spasmodique du système
« vaso-moteur, il entraîne le resserrement et la tendance à la vacuité du
« système capillaire ; il en résulte des conditions opposées à celles qui cons-
« tituent la fièvre : 1° diminution de la circulation périphérique ; 2° diminu-
« tion de la quantité du sang dans les organes riches en capillaires. »

M. Gubler, reconnaissant au sel de quinine une action antispasmodique
sur les nerfs vaso-moteurs, tend à rapprocher ce médicament du froid, des
acides, des amers, des astringents et l'oppose aux agents qui, paralysant le
grand sympathique, et par conséquent les nerfs vaso-moteurs, causent ainsi
l'irritation qui mène à la phlogose : (*V. g.*, *alcool et opium.*)

Les recherches de M. Mialhe (*Bulletin de thérapeutiq.*, tome 23e), l'ont conduit à accepter l'idée de Giacomini, que le sulfate de quinine, loin d'être un
médicament tonique, a une action hyposthénisante des plus marquées.

« En effet, introduit dans l'économie, le sulfate de quinine éprouve une
« double décomposition chimique avec l'albuminate de soude de nos
« humeurs ; d'où résulte du sulfate de soude doublé et de l'albuminate de
« quinine, moins soluble que l'albuminate alcalin décomposé. — L'albu-
« minate de quinine est, du reste, un composé peu stable en cette circons-
« tance ; un excès de soude ne tarde pas à le détruire en s'emparant de
« l'albumine et mettant l'alcali organique en liberté. Or, la quinine devenue
« libre se précipite, et, agissant comme tout corps insoluble dans le sang en
« pareil cas, apporte un retard plus ou moins marqué dans la circulation.

« Le premier effet du sulfate de quinine doit donc se traduire par un ralentissement du pouls.

« Quant aux vertus hyposthénisantes du sulfate de quinine, elles décou-
« lent de la propriété que la quinine administrée à l'état salin, possède, de

« se combiner avec l'albumine du sang, c'est-à-dire avec l'élément fonda-
« mental de nos tissus, ainsi que de la propriété qu'elle possède alors d'in-
« troduire dans la circulation un corps insoluble, ou du moins si peu soluble
« que l'organisme doit ne pouvoir s'en débarrasser qu'avec une extrême
« lenteur. »

ACTION DU SULFATE DE QUININE SUR LES DIVERS ORGANES.

Sur l'Encéphale. — Les sels de quinine agissent directement et instantanément sur l'appareil encéphalo-rachidien dont ils pervertissent, affaiblis-
sent et anéantissent les fonctions. Cette action se divise en deux temps,
l'une d'excitation ou convulsive ; l'autre, de sédation. La première est la
moins longue en durée, mais varie d'intensité selon que l'injection a été
faite plus ou moins brusquement. La seconde, celle que la thérapeutique
cherche à obtenir, sera plus lente et plus durable si la substance médica-
menteuse a été injectée peu à peu.

Tels sont les phénomènes observés sur les animaux mis en expérience.
Chez l'homme quinisé les symptômes sont :

La céphalalgie ou plutôt une pesanteur de tête ; quelquefois une légère
épistaxis ; — des troubles de l'audition produisant parfois, après un long
usage de la quinine, une surdité, sinon complète, du moins durable ou
tenace ; — des troubles de la vision pouvant aller jusqu'à une amaurose passagère ; — des vertiges ; du délire ou ivresse quinique qui disparaît d'elle-
même. — Tels sont les effets ordinaires de la quinine.

Toutefois, les symptômes peuvent augmenter et on constate des convulsions, des accidents méningitiques, du collapsus, de la paralysie des
membres.

Sur les organes respiratoires. — Légère anxiété précordiale ; dans quelques
cas très-rares, dyspnée passagère. — Giacomini, à l'autopsie de ses animaux,
avait trouvé les poumons rosés ; M. Mêlier, dans les expériences dont nous
avons parlé, avait reconnu des altérations pathologiques, et, dans les faits de
M. Briquet, au nombre de 11, on constata six fois le poumon coloré en rouge
ou en violet ou avec des taches d'un rouge brun à la surface, sans engouement et deux fois de l'engouement porté jusqu'à la splénisation. Trois fois
la coloration n'occupait qu'un côté, celui sur lequel l'animal était tombé
avant de mourir. À l'autopsie, la muqueuse des bronches était rouge mais
sans injection, ni pointillé phlegmasique. Les veines pulmonaires étaient
gorgées de sang. Il n'y avait donc que de la congestion passive, sans lésion
inflammatoire. — Seul, M. Mêlier a admis la possibilité de congestions pulmonaires actives, sous l'influence du sulfate de quinine.

Sur l'appareil digestif. — La congestion annoncée par M. Mélier n'a pas été constatée par Briquet ; et, lorsque le tube digestif n'avait pas été ou n'était pas préalablement sain, on n'a trouvé dans ces organes aucun signe d'inflammation. Quant à l'amertume du sel de quinine, elle peut être masquée, en partie du moins. Le plus souvent, l'usage du sel de quinine produit la constipation, mais ne donne pas naissance à la gastrite. Y a-t-il là action hyposthénisante sur l'intestin ? M. Gubler ne le croit pas et admet que, du côté de l'intestin, « l'action de la quinine se révèle par des selles répétées dues à l'excitation « exagérée de la contractilité, plus qu'à la supersécrétion de la muqueuse. « Toutefois, selon lui, les deux phénomènes semblent se réunir chez quel- « ques sujets pour produire une purgation complète. »

Sur les oxydations et sécrétions. — Selon Schultze (*Diss. inaug.*, *Bonn.* 1871), l'action de la quinine arrêterait aussi bien l'acidification lente du sang défibriné que celle très-considérable qui précède la coagulation. Elle diminuerait de 1/3 à la dose de 1 gr. 08 la quantité de l'urée éliminée. Selon Ranke (*Medi:. Times and Gazet.* 1857), l'acide urique et non l'urée, serait influencé par la quinine ; l'acide phosphorique, augmenterait en quantité.

Selon Gubler « la quinine est éliminée par l'urine, la sueur, les larmes, le « lait et même par la salive ; de là du ptyalisme. » M. Mérat a observé « que « le mucus expectoré sent aussi le quinquina. »

Le premier effet de la quinine, d'après del Bobba, serait de provoquer une abondante diurèse. — On reconnaît la présence de la quinine dans les urines au moyen du réactif Bouchardat. Cependant ce moyen ne serait pas très-fidèle, si nous en jugeons par l'expérience de M. Bourdon qui, après une injection hypodermique de sulfate, n'a pu le retrouver, même lorsque l'urine était refroidie.

M. Paul pense que pour obtenir un précipité nettement déterminé avec le réactif, il faut aider à la réaction en ajoutant dans cette urine une quantité énorme de sulfate de quinine. — M. Moutard-Martin a constaté combien il est difficile de reconnaître exactement la quantité de quinine qui est éliminée par les urines. Lors même que les malades avaient pris une certaine quantité de sel, lequel était pour ainsi dire accumulé dans l'économie, on ne retrouvait dans les urines que des quantités très-minimes de quinine (*Bulletins et Mémoires de la Société de thérapeutique*, 1869).

Action sur le foie et sur la rate. — Il ressort des expériences de Lannaux et Follin que le sulfate de quinine a été trouvé dans la glande hépatique en proportion beaucoup plus grande que dans les urines ; et, d'après Briquet on n'a pu reconnaître aucune modification appréciable ni dans le tissu du foie, ni dans la bile qu'il sécrète.

Selon un médecin italien (*Giorn. di med. farmacia militare* ; *Archiv. méd.*

belg., 1868), « un mélange de sulfate de quinine et de bile donne lieu à une décomposition rapide et réciproque ; il se forme du sulfate de soude et du glycocholate de quinine avec excès d'acide glycocholique libre. Le glycocholate de quinine se présente sous forme d'une masse résineuse, dense, insoluble à froid dans l'eau et les acides dilués, solubles dans l'ammoniaque et l'alcool ; il se dissout difficilement dans une solution de potasse caustique ; une double combinaison résulte de l'action prolongée de l'alcali. — Si l'on porte à l'ébullition un mélange de glycocholate de quinine et d'un acide concentré, surtout l'acide sulfurique, la quinine sé sépare et il semble qu'il se forme de l'acide choloïdique. Cette quinine est un peu différente de la quinine ordinaire ; en faisant réagir une solution saturée d'acétate de plomb sur une solution de glycocholate de quinine, l'alcaloïde se sépare rapidement et il se forme un précipité de plomb, tandis que l'acétate de quinine reste en solution.

« Si les sels de quinine passent dans l'intestin, ils sont perdus, à cause de la combinaison insoluble qui a lieu par leur mélange avec la bile. »

L'action de la quinine sur le foie est encore aussi obscure que celle sur la rate.

Quant à l'action du sulfate de quinine sur les voies génito-urinaires, nous aurons l'occasion de l'étudier ultérieurement.

CHAPITRE III

FAITS CLINIQUES

> « Nulla est alia procerto noscendi via, nisi
> « quam plurimas et morborum et dissectionum
> « historias, tùm aliorum, tum proprias, collectas
> « habere et inter se comparaie. »
>> (Morgagni, de sedibus et causis morborum)
>
> « Dans l'étude de l'action des moyens théra-
> « peutiques, l'observation tient la première
> « place. »
>> (CHOMEL).

Dans l'exposé de l'emploi thérapeutique du sulfate de quinine contre les diverses maladies, nous passerons successivement en revue :

1° Les névralgies et les névroses;

2° Les phlegmasies soit viscérales soit des membranes muqueuses et séreuses.

3° Les hémorrhagies;

4° Les flux et hydropisies;

5° Les affections oculaires;

6° Les affections des organes génito-urinaires; — la grossesse;

7° Les affections septicémiques.

Disons quelques mots sur ce dernier groupe de maladies qui ont pour caractère commun, la *septicémie*.

Ce mot de septicémie, créé par Piorry, a été appliqué tout d'abord et spécialement à la fièvre putride. Lorsque les progrès de la chimie biologique eurent fait connaître le rôle des ferments dans la genèse des affections morbides, le terme septique se généralisa.

La question des ferments inspira entre autres travaux les suivants : Dr F. de Ranse : *Des Microzoaires et des Microphytes, Paris* 1870 ; docteur Lacassagne, professeur à la faculté de Montpellier : *De la putridité morbide et de la septicémie, Montpellier* 1872 ; docteur Caizergues : *Des Mycrozymas ; ce qu'il faut en penser ; Montpellier,* 1872.

Le cadre de notre sujet n'embrasse pas la question des ferments et ne s'étend pas à l'étude de toutes les septicémies distinguées par les auteurs. Celles qui ont eu pour base de leur thérapeutique le sulfate de quinine, feront seules l'objet de ce travail, et sans prétendre à une innovation ni à une classification nosologique rigoureuse, nous rangerons les affections dont nous allons parler dans l'ordre suivant :

Septicémies phytozymotiques. — C'est-à-dire celles où une fermentation exclusivement végétale, s'accomplissant à l'aide de la chaleur et de l'humidité, donne lieu à un ferment qui s'élèvent du sol, se répand dans l'atmosphère et pénétre dans l'économie par les voies respiratoires ; d'où un groupe de septicémies endémiques non contagieuses ou fièvres maremmatiques : *intermittente, rémittente et pernicieuse.*

Septicémies mixtes. — Les grands deltas et les rivages maritimes sont des foyers de putréfaction ou fermentation, végétale et animale, dont les ferments donnent lieu à des septicémies contagieuses et épidémiques : *fièvre jaune et cholé. a épidémique.*

Septicémies zoozymotiques. — Le ferment septique de provenance animale se développe dans l'intérieur même de l'économie, sous des influences variées, donnant lieu à des septicémies de caractères différents, selon les tissus ou organes, se développant sur les lieux mêmes de production, pouvant subséquemment se répandre dans l'atmosphère ; de là des septicémies contagieuses et épidémiques, réparties en plusieurs groupes.

Un premier groupe réunira celles qui se manifestent *sur les membranes muqueuses* et récemment étudiées par le D^r Ch. Girard. « Les premières voies, dit-il, sont tapissées d'un revêtement muqueux, caduque, sans cesse renouvelé dans un organisme jouissant de la plénitude de la santé. C'est ce revêtement muqueux qui peut devenir le siège de la maladie qui affectera divers caractères, selon la constitution, le tempérament, les habitudes de chaque individu. »

« Lorsque des causes générales, débilitantes, viennent à déprimer la force vitale, il est facile de concevoir comment la puissance qui tient entre ses mains tous les fils de l'organisme, ait moins de prise sur les confins de son empire, que sur son centre immédiat. Les muqueuses qui sont à la périphérie de cet organisme, sont les premières à éprouver les effets de ce relâchement. Leur caducité augmente, la sécrétion redouble ; la mucosité s'écoule d'abord lentement, puis augmente jusqu'à devenir un véritable flux : c'est la *Mucinorrhée.* »

« Sous l'influence, soit d'une constitution médicale adynamique ou ataxique, soit sous l'empire de conditions morales défavorables, la vie organique se ralentit, et son action, comme nous venons de le dire, en se faisant moins sentir aux confins de l'organisme, laisse les membranes muqueuses qui les tapissent dans un état d'atonie ou de relâchement. Les cellules épithéliennes qui ne tiennent à ces surfaces que par un de leurs côtés seulement, s'en détachent avec une grande facilité, tombent, se désagrégent, donnant lieu à un suintement muco-lymphéen composé d'épithelium, de petites granulations et d'une matière albuminoïde connue sous le nom de Mucine. Les cellules épithéliennes fournissent les éléments morphologiques de ce catarrhe ; l'épithelium, c'est l'enveloppe, la membrane de ces cellules ; les petites granulations sont les noyaux ou globulins des mêmes cellules épithéliennes, lesquelles, en se crevant, abandonnent le liquide qu'elles contiennent, dans lequel flottent les globulins susmentionnés. La matière albuminoïde, ou mucine, est fournie par les glandes mucinogènes en état d'hypersécrétion par atonie. Cette mucine est gluante comme de la gelée, et s'écoule en laissant sur son trajet un enduit poisseux. Les glandes salivaires elles-mêmes entrent dans ce concert pathologique. On comprendra aisément que si un pareil état se prolongeait, l'organisme s'épuiserait à ce jeu, et cela d'autant plus rapidement, que les personnes atteintes de cette affection ont une perte complète d'appétit, et conséquemment rien ne vient remplacer à l'aide d'aliments les pertes irréparables et partant très-sérieuses dont il vient d'être parlé. »

« La mucinorrhée se présente sous divers états ou degrés, lesquels passent sans transition, de l'un à l'autre, lorsque la maladie suit son long cours. Elle peut s'arrêter ou se terminer dans l'un ou l'autre de ces états, soit d'une manière naturelle, soit par une médication appropriée. Quelle que soit l'alternative, si elle conserve son cachet primitif *d'affection muqueuse non putride*, le pronostic perdra beaucoup de sa gravité. Mais restons un instant dans les limites strictes du sujet, et examinons le premier état de cette maladie, celui auquel nous conservons le nom d'éphémère. »

« 1° ÉTAT ÉPHÉMÈRE. — C'est la *fièvre éphémère* des nosographes. A l'inappétence, à laquelle il a déjà été fait allusion, il faut ajouter une altération plus ou moins vive ; la langue s'élargit ou se déprime ; elle est blanchâtre ou jaunâtre et relativement humide eu égard au suintement muqueux (mucine et épithelium) ci-dessus décrit ; elle s'agglutine au palais. L'haleine est fade. Les selles sont normales, ou bien il y a constipation ; il y a de la céphalalgie et de la somnolence. Le pouls est fréquent, plein. La peau est chaude, moite ;

il y a des sueurs. Le malade est fatigué, courbaturé des membres ; les reins sont douloureux. De légers frissons, quelquefois intermittents à de courts intervalles, et grande sensibilité au froid. »

« 2° ÉTAT CATARRHAL. — C'est la *fièvre catarrhale* ou *fièvre muqueuse* des nosographes. La sécrétion de mucine est ici à son apogée. L'épithelium, baigné et noyé dans le flux, est complétement entraîné dans le torrent : tout le revêtement muqueux a disparu, et la surface qu'il recouvrait est d'un rouge-vineux, la langue comme les parois de la bouche, sur lesquelles est étendu un enduit brilllant et transparent, formé par la mucine, matière albuminoïde de sa nature, et que l'état fébrile a desséchée. L'intestin s'est pareillement dépouillé, ce que témoignent les selles muqueuses en diarrhée qui sont intervenues. Le malade est dans un état de prostration extrême ; la soif est intense ; l'appétit nul, et s'il mange, par raison comme il le dit, il ne digère pas et rend les aliments tels qu'il les a ingérés. Le flux s'arrête, par épuisement sans doute. C'est le moment critique : si cet état se prolon-geait, l'adynamie et l'ataxie se mettant de la partie, nous arriverions à un état typhoïde, qui n'est pas la dothiénentérie, c'est-à-dire typhique, mais où le malade peut perdre la vie. La langue, devenue de plus en plus sèche, se fen-dille et se crévasse ; les écailles albuminoïdes se noircissent ; lorsque le délire survient, la fin est proche. Le malade meurt d'inanition : inanition amenée 1° par la perte d'une immense réserve de matières albuminoïdes ; 2° par le défaut d'alimentation. La résultante de ces deux causes tombe sous le sens commun. »

« Ces cas de termination sont heureusement rares, lorsqu'une thé-rapeutique rationnelle a su intervenir en temps utile. Cette dernière est d'une simplicité élémentaire ; il s'agit de favoriser la reconstitution d'un épithé-lium buccal nouveau et d'une muqueuse intestinale nouvelle. »

« La maladie est beaucoup plus longue que dans l'état précédent, ainsi que la période de convalescence. »

« Étant donné la mucinorrhée, telle que nous venons de la dépeindre, il peut se passer sur les muqueuses, sous des influences encore imparfaitement con-nues, des phénomènes qui donnent lieu à une fermentation putride. Dans ces conditions, il se produit un ferment qui transforme une maladie relativement bénigne en un maladie septique, qui pourra revêtir des formes excessivement graves. Les éléments de ce ferment ne sont pas faciles à définir dans l'état actuel de nos connaissances chimico-biologiques. Il est certain que des phénomènes, analogues à ceux que nous avons mentionnés pour la muci-norrhée, se passent pareillement ici. Mais si dans la mucinorrhée nous n'avons á faire qu'à des éléments morphologiques albuminoïdes, dans la maladie dont nous allons parler, des éléments morphologiques gras, accompagnés de bile, s'ajoutent aux précédents, un dédoublement se produit chez ces derniers et la putridité commence : c'est la *Septicinorrhée.* »

« Cette putridité présente plusieurs degrés ou états divers, analogues à ceux que nous venons de passer en revue dans la mucinorrhée ; seulement ils sont plus graves comparés entre eux sur les mêmes degrés de l'échelle pathologique. »

« 1° ÉTAT GASTRIQUE.—C'est l'analogue de l'état éphémère ; il est connu sous le nom d'*Embarras gastrique*, et caractérisé par de l'anorexie, des nausées, des rapports aigres ou nidoreux, des régurgitations bilieuses, parfois des vomissements, de l'anxiété, une gêne épigastrique. La bouche est amère et pâteuse ; la langue saburrale ; l'haleine fétide ; les selles muqueuses ou bilieuses, sont pareillement fétides. Quelquefois il y a de la constipation. Céphalalgie frontale, insomnie, prostration et coloration jaunâtre des sclérotiques, des lèvres et du sillon naso-labial. L'urine est rare et sédimenteuse. Fièvre ; pouls normal ou un peu agité. »

« Il se passe évidemment dans l'estomac quelque chose d'inaccoutumé. La digestion est pénible ; elle est putride et donne naissance au ferment qui rendra la maladie septique. »

« L'indication est péremptoire : il faut évacuer l'élément délétère nouvellement formé et l'évacuer par le chemin le plus court, c'est-à-dire par la bouche, afin de préserver l'intestin de son contact. »

« 2° ÉTAT INTESTINAL.—*Dothiénentérie* ou *fièvre typhoïde*. Le canal intestinal offre un terrain bien autrement favorable au développement du ferment typhique, que l'estomac. Il s'y développe avec rapidité, s'accumule sur les glandes de Peyer, y forme des pustules, à l'instar des pustules varioliques ; mais au lieu de se dessécher, elles suppurent et donnent lieu à des ulcères. La gravité de la maladie est en raison directe du nombre et de l'étendue des pustules et ulcères consécutifs, comme le nombre et l'étendue des pustules varioliques déterminent le degré de gravité de la variole. Il peut y avoir des dothiénentéries confluentes, comme des varioles confluentes, donnant naissance à des hémorrhagies intestinales analogues, aux hémorrhagies varioliques. »

« Une fois que le ferment typhique a envahi l'intestin, il faut se hâter de l'en débarrasser. Un thérapeutiste émérite, M. Hérard, que nous aimons à citer, insiste beaucoup, dans ses instructions cliniques, sur l'opportunité des purgatifs chez les sujets atteints de dothiénentérie. C'est, en effet, l'indication la plus urgente ; il faut nettoyer le canal intestinal, lequel va devenir le siége de fermentations putrides. Le canal intestinal est, qu'on me passe l'expression, le grand égout collecteur du corps humain, où se concentre la majeure partie du drainage de la fabrique organique. L'arrêt, en cet endroit, des matières fécales est un incident aggravant dans la dothiénentérie, en ce que non-seulement il favorise la fermentation putride, mais lorsque celle-ci existe, il coopère à l'accumulation du ferment qui se multiplie parfois dans une proportion effrayante. »

« Aussitôt que l'intestin sera nettoyé, on donnera des boissons acidulées et tempérantes, des stimulants, de l'extrait de quinquina, de l'opium, du musc, du vin et des bouillons, afin de conserver ce qui reste de force vitale pour lutter avantageusement avec les phases ultérieures de la maladie. — Surveiller les complications. »

« Du canal intestinal, le ferment typhique pourra passer par contact dans la circulation. Il y aura alors septicémie dans le sens de M. Piorry. C'est un des modes de contagion de la dothiénentérie : contagion tout individuelle comme on le voit. Un second mode de contagion a lieu par l'intermédiaire des évacuations, lorsque ces dernières sont répandues sur des surfaces où elles peuvent se dessécher et être réduites en poussière. Le ferment, en pareil cas, pourra s'élever dans l'atmosphère ambiante, se répandre dans une zone que nous ne pouvons mesurer, et pour peu que ce ferment rencontre un terrain propice à son développement, il pourra reproduire la maladie par contagion. » (*Ambulance de la rue Violet,* 1872, p. 20 et suiv.).

Un deuxième groupe comprendra celles de ces septicémies avec manifestations *du côté de la peau.* La circulation lymphatique sous-cutanée offre des conditions propices à la genèse de ferments qui restent encore à étudier, mais produisent selon les circonstances : la *variole,* la *rougeole,* la *scarlatine* et la *suette miliaire.*

Dans un troisième groupe nous rangeons la *Septicémie traumatique.* Le traumatisme affecte le tissu musculaire et le système osseux ; les parties lésées se détachent des parties saines, se putréfient ou fermentent, et le ferment qui en résulte, tout en agissant d'abord sur le blessé, peut se répandre dans l'atmosphère et produire ses effets délétères à distance sur d'autres individus : *infection putride* ou *purulente; Pyohémie.*

Enfin un quatrième groupe comprendra la *Septicémie puerpérale.* La rétention partielle ou totale du placenta, la suppression des lochies, sont autant de matériaux putrides propres à la genèse du ferment qui détermine cette septicémie, laquelle peut devenir contagieuse et épidémique par la dissémination de ce ferment dans l'atmosphère ambiante.

NÉVRALGIES (1).

« La thérapeutique des névralgies intermittentes, » dit R. Parise, « trouve
« dans la quinine un médicament puissant; l'essentiel est de l'administrer
« dans des circonstances favorables, et bien saisir l'à-propos de son admi-
« nistration. J'ai vu des névralgies rémittentes devenir subintrantes, puis
« continues, qu'on ne pouvait plus ensuite attaquer par ce médicament
« héroïque. Il faut aussi en élever brusquement les doses, comme s'il
« s'agissait d'une fièvre intermittente pernicieuse. Quant à moi, j'ai l'ha-
« bitude, en même temps que le sulfate de quinine, de prescrire des lave-
« ments d'une forte décoction de quinquina. » (*Bull. thérap.* tome 13ᵉ, p. 101).

Selon M. Chomel, le sulfate de quinine n'exerce une influence salutaire et
une action manifeste que sur les fièvres à types bien dessinés; il regarde
comme dangereuse l'administration du sel de quinine à hause dose. (*Quelques
réflexions sur les névralgies, Bull. thérap.* tome 16ᵉ).

Analysant un grand nombre de faits, M. Valleix est arrivé à ce résultat,
« que le sulfate de quinine n'a eu d'action que dans la moitié des cas qui
« présentaient une périodicité marquée. Quelle peut être la cause d'un
« résultat si extraordinaire? C'est ce qu'il est impossible de dire; car les faits
« examinés sous tous les rapports, paraissaient exactement identiques. Il y a
« là, sans aucun doute, une influence cachée, que tous nos efforts n'ont pas
« pu encore nous faire reconnaître à des signes certains. Malgré le peu de
« constance dans les effets du médicament, il est inutile de dire qu'il n'en
« doit pas moins être mis en usage aussitôt qu'on a constaté une périodicité
« plus ou moins marquée ; car, dans les cas dont il s'agit, la névralgie est
« enlevée comme par enchantement » (*Bull. thérap.* tome 25ᵉ p. 21 ; et *Guide
du méd. praticien,* tome 1ᵉʳ p. 662).

« La névralgie affecte-t-elle une marche vraiment intermittente, il est
« nécessaire, pour en triompher, de recourir aux antipériodiques, surtout au
« sulfate de quinine. Cependant il importe de savoir que cette médication est
« moins souveraine ici que contre la fièvre intermittente légitime. Il est
« nécessaire d'ailleurs, de donner les doses beaucoup plus fortes que dans
« les fièvres d'accès. Quelques médecins ont aussi proposé le sel de quinine
« contre les névralgies continues, dans l'espoir de troubler l'action orga-

(1) M. Sandras (*Bull. acad. méd.*. 1837) distingue, d'après ses observations, quatre sortes de névralgies : « Celles qu'il appelle épidémiques et qui cèdent plus particulièrement aux extraits narcotiques; — celles
« qui sont sous la dépendance d'une altération locale ; — celles qui, tenant à quelque trouble général,
« nécessitaient pour le succès, que ce trouble fut préalablement calmé ; — enfin, les névralgies à intermit-
« tence régulière, soumises, comme toutes les affections de forme périodique, à la puissance des préparations
« de quinquina. »

« nique et à titre d'agent perturbateur, mais on n'obtient guère de succès
« avérés. » (*Grisolle. Traité de patholog. int.* tome 2ᵉ p. 689).

Selon M. le professeur Tardieu, dans les traitements des névralgies,
« quelques indications particulières qu'il faut s'empresser de saisir, peuvent
« résulter de la marche de la maladie ou de l'état constitutionnel des malades ;
« c'est ainsi que le sulfate de quinine pourra être employé souvent, mais non
« toujours, avec succès dans les névralgies périodiques. » (*Manuel de pathologie et clinique médicale*).

« Dans les névralgies continues, dit Briquet (*Traité thérap. du quinquina.*
« *Paris*, 1855, 2ᵉ *édition*), les sels de quinine ne viennent qu'après les narco-
« tiques ordinaires, et dans une bonne thérapeutique, il ne faut les employer
« que quand ceux-ci ont échoué ou quand la névralgie est de nature rhuma-
« tismale.

« Si la quinine a tant de succès dans les névralgies continues, elle en a
« bien plus encore dans celles qui sont intermittentes, et à plus forte raison
« dans les névralgies périodiques. Dans ces dernières, l'effet est presque
« aussi sûr qu'il l'est dans les fièvres ; là le quinquina est un spécifique. »
(Page 494). Voulant expliquer l'action du quinquina et les nombreux succès
du sulfate de quinine dans les névralgies intermittentes, M. Briquet (*loco
citato*, p. 392), acceptant les recherches de M. Jolly, s'exprime ainsi : « Il est
« impossible d'admettre que le signal de la reprise d'un accès névralgique
« parte d'ailleurs que du cerveau. Ce n'est pas un nerf isolé qui a la mémoire
« des temps écoulés, c'est le cerveau. Un nerf tout seul ne pourrait pas savoir
« quand doivent revenir le second, le troisième et le quatrième accès pério-
« dique, il faut que le cerveau le lui apprenne. La névralgie étant peu com-
« plexe, le nombre de cordons nerveux mis en jeu dans un accès étant peu
« considérable, il est par cette raison plus difficile, de déranger leur action.
« D'autre part, l'hyposthénisation de la quinine porte principalement sur les
« nerfs ganglionnaires, tandis que les névralgies portent le plus souvent sur
« les nerfs cérébro-spinaux. Il résulte de là qu'il faut administrer des doses
« élevées de sulfate de quinine pour réussir. Si l'on consulte les nombreux
« faits de névralgies arrêtés brusquement au deuxième ou au troisième accès,
« on verra qu'on a le plus souvent été obligé de donner 2 à 3 gram. de sulfate
« de quinine avant l'accès. A part la présence de l'intermittence et de la
« débilité, le quinquina et les sels de quinine ne conviennent point dans les
« névroses qui ont leur point de départ dans l'encéphale et dans ses pro-
« longements aux organes des sens. Ils pourront même le plus souvent être
« contre-indiqués dans cette classe de maladies, à raison de la congestion
« sanguine qui pourrait être augmentée par l'action des sels de quinine. En
« général, la quinine doit être administrée avec précaution chez les sujets

« irritables; or, les malades atteints de névrose cérébrale le sont presque
« tous (*loco citato* p. 492). Les névroses qui réunissent les conditions de la
« véritable intermittence sont peu nombreuses ; on a vu les convulsions,
« le coma, la catalepsie, l'asthme, des palpitations revenir par accès très
« réguliers. Ces affections réclament les antipériodiques et dans ce cas, le
« sulfate de quinine obtient des succès presque assurés quand il est donné
« à doses convenables » (*loco citato* p. 390).

Telle est l'opinion formulée dans les traités classiques sur la valeur du
sulfate de quinine comme antinévralgique.

Ayant recueilli nombre de faits relatifs à l'emploi de ce sel, nous avons pu
nous convaincre que le sulfate de quinine avait été administré contre toutes
les névralgies et même contre les névroses. Les résultats heureux obtenus
par cette médication ont été les suivants :

NÉVRALGIES DU SENTIMENT.

Dans un cas de *névralgie cervico-bracchiale intermittente* s'étendant jusqu'au
coude, chez une femme âgée de 42 ans, couturière, après avoir vainement mis
en usage les bains de vapeur, les vésicatoires, les préparations opiacées,
M. Vernois eut recours avec succès au sulfate de quinine associé à l'opium.
Au bout de quatorze jours de ce traitement, la malade était complétement
guérie. (*Bull. de thérap.*, tome 31ᵉ, p. 136.)

M. le Dʳ Bricheteau (*Bull. de thérap.*, tome 70ᵉ, p. 132), a observé dans le
service de M. le professeur Nat. Guillot, un cas de *névralgie sus-orbitaire* qui
fût heureusement combattue par des injections sous-cutanées de sulfate
de quinine. La solution employée était celle formulée par M. le docteur
Bourdon, médecin des hôpitaux :

R. Eau distillée. 50 gramm.
   Sulfate de quinine. . . . . 1 —
   Acide tartrique. . . . . 0,50 centigr.

M. Martin cite un cas de *névralgie sus-orbitaire périodique extra-ordinaire*
(*Gazette médicale de Montpellier*, août 1846 ; *Bulletin thérapeutique*, tome 31ᵉ,
p. 230), observé par lui à l'hôpital de Nîmes, chez un maçon, âgé de 28 ans.
L'affection, dit-il, datait de l'âge de 10 ans, paraissait être sous l'influence de
la lune et du retour des saisons (?), et occupait le point d'immergence du
nerf sus-orbitaire. Pendant la durée de l'accès, le malade ne pouvait supporter la lumière, et les paupières étaient contractées. Le sel de quinine fut
prescrit pendant six jours et, au bout de ce temps, le malade, se croyant
guéri, quitta l'hôpital.

Dans un cas de *névralgie faciale*, survenue chez une femme de 63 ans, M. le docteur Limayrac (*Bull. thérap.*, tome 2ᵉ, p. 57), obtint une guérison rapide par l'administration de 18 grains (0,90) de sel de quinine, associés à 3 grains (0,15) d'extrait d'opium. La médication dut être continuée pendant quelques jours.

M. Hogg, de Finsbourg (*The Lancet*, novembre 1858), dit avoir guéri de nombreuses *névralgies*, par l'administration du sulfate de quinine (0,50) en potion.

M. Darrant (*Associat. Journal.*), aurait vu disparaître, par la médication quinique, les douleurs névralgiques si vives qui accompagnent le *zona*.

Jamain (*Manuel de path. ext.*), préconise le sel de quinine dans la *névralgie mammaire*.

Le docteur Cabaret, dans un cas de névralgie iléo-scrotale, survenue chez un homme de 28 ans, qui n'avait jamais eu de fièvre intermittente, employa, tout d'abord, mais sans succès, la médication antiphlogistique et les narcotiques. Il eut ensuite recours au sulfate de quinine en pommade et en potion. Celle-ci n'étant pas supportée par le malade, le sel fut administré en lavement. La guérison fut définitive. (*Bullet. thérap.*, tome 41ᵉ, p. 271.)

M. le docteur Briquet dit avoir enlevé plusieurs fois, et en très-peu de jours, avec le sulfate de quinine, des névralgies sciatiques intenses (*loco citato*, p. 495.)

M. Mazade (*Bull. acad. méd.*, 1848, p. 850), guérit par le sulfate de quinine, continué pendant trois jours, des douleurs névralgiques qui avaient résisté aux antiphlogistiques et aux antispasmodiques.

M. Duval (*Bull. acad. de médecine*, 1848, p. 1240), cite des cas observés par lui d'odontalgies intermittentes, quotidiennes ou tierces, avec ou sans fièvre, soit que les dents fussent saines ou cariées, et parfois même après l'extraction de l'une d'elles. L'accès douloureux, une fois passé, les malades pouvaient, dit-il, mettre leurs dents à l'essai d'une dure mastication.

Le 31 mai 1853, M. Kuhn soumettait à l'Académie de médecine quelques observations sur l'administration du sulfate de quinine en lavement, méthode surtout applicable au traitement des névralgies intermittentes. Les solutions doivent être données peu concentrées, celles trop fortes appelant un flux de mucosités et entravant l'absorption. Les doses sont : pour les adultes de 0,15 à 0,30 et pour les enfants, de 5 à 10 centigr. pour 100 gramm. d'eau.

NÉVROSES.

La *migraine* offre une grande irrégularité dans le retour de ses accès qui, toutefois, peuvent se présenter avec une certaine périodicité, par exemple dans le sexe féminin, et à l'occasion des époques menstruelles. Cette névral-

gíe, que quelques auteurs considèrent comme une névrose, a des causes bien
diverses (M. Pelletan en décrit quatre variétés : stomacale, irienne (Piorry),
utérine et pléthorique), selon lesquelles varïera le traitement à instituer.

« Y a-t-il périodicité régulière, on mettra en usage la quinine » (Axenfeld.
Traité des névroses, p. 268).

« Dans quelques cas de migraine périodique, on a employé utilement le
« sulfate de quinine. Cependant, lorsqu'on voit la migraine se montrer d'une
« manière plus ou moins périodique, il faut bien moins songer à un génie
« intermittent qu'à quelque condition extérieure, comme une fatigue ou un
« écart de régime qui, en se renouvelant à jour fixe, produirait un accès que
« la quinine ne modifiera point, mais qu'on préviendra sûrement en empê-
« chant la cause qui le provoque. » (Grisolle. *Traité de path. interne*, tome 2ᵉ,
p. 808.)

Reconnaissant qu'on ne peut toujours administrer un vomitif à chaque
accès de migraine, M. Oppolzer (*Allgmein. W. Zeitung* et *Gaz. hebd.*, avril
1857), a eu recours à la quinine (0,20 dans 30 grammes d'eau additionnée de
deux gouttes d'acide sulfurique) qu'il fait prendre immédiatement au début
de l'accès, et ce remède réussit, dit-il, même quand les paroxysmes ne suivent pas un type régulier.

Appliquant la méthode de M. Debout (*Bull. thérap.*, tome 68ᵉ), c'est-à-dire
en associant le sulfate de quinine à la digitale, MM. Serre (d'Alais) et Gauchet
(*Bull. thérap.*, tomes 58ᵉ et 79ᵉ), ont obtenu les résultats suivants. Le premier, sur dix cas, a eu quatre insuccès. Le second a complétement échoué
dans les cas invétérés ; dans d'autres, il a obtenu des succès partiels qui,
dit-il, seraient devenus complets si les malades avaient été persévérants ;
enfin, chez quelques malades, peu nombreux il est vrai, la guérison a été
rapide et s'est montrée persistante.

Des cas de migraine, cités plus haut, nous croyons devoir rapprocher le
suivant, caractérisé par des bâillements intermittents, et observé par M. le
Dʳ Liegey, de Rambervilliers. (*Gazette médic. de Strasbourg. — Analyse in Ann.
méd. psychol.*, 1852.)

Provost, forgeron, 57 ans, a été atteint en décembre dernier, d'une fièvre
intermittente apoplectique paralytique, dont les principaux symptômes cédèrent assez promptement au sulfate de quinine.

Dans le courant du mois de mai suivant, il vint voir M. Liegey ; la santé
générale était bonne, mais il restait une légère déviation de la bouche et
un peu de salivation. Depuis quelque temps, chaque nuit, à l'heure même
où il avait eu les accès graves au mois de décembre, il était pris de bâillements convulsifs, qui se répétaient dix ou douze fois, et pendant lesquels il

se produisait, au bras qui avait été paralysé, un mouvement de flexion et
d'élévation, mouvement que le malade ne pouvait réprimer qu'en saisissant
fortement ce membre avec la main du côté opposé. Chose remarquable ! si,
pendant l'heure de l'accès et dans l'intervalle des bâillements, Provost exé-
cutait de légers mouvements du bras, ou même seulement de la main, le
bâillement spasmodique avait lieu. Aucun de ces phénomènes ne se produisait pendant le reste de la nuit, ni pendant le jour, que le malade fût couché
ou debout ; mais il avait constamment dans le membre un sentiment de
fatigue qui était plus grand immédiatement après le temps de l'accès. Quelques doses médiocres (30, 40 centigr.) de sulfate de quinine, furent prescrites, et, en quelqués jours, ces phénomènes spasmodiques furent dissipés;
l'action du bâillement sur les mouvements du bras cessa la première.

NÉVROSES DU MOUVEMENT.

La *chorée* est une névrose spéciale à la seconde enfance, ayant souvent
pour cause une diathèse rhumatismale (G. Sée, *Mém. acad. de méd.*, tome 15°).
Selon ce professeur, le sulfate de quinine n'aurait pas, contre cette maladie,
une efficacité constante.

Aran (***Bull.*** *thérap.*, tome 43°, pag. 131), poursuivant la même voie, recou-
rut au même médicament, mais en l'administrant à une époque plus rap-
prochée de l'origine rhumatismale. Une jeune personne de 16 ans, un peu
lymphatique, bien réglée, habitant un appartement hygiénique, avait eu des
douleurs articulaires qui durèrent quinze jours ; puis plus tard, des mouvements choréiques étaient apparus dans le membre supérieur gauche, qui
devint tout à fait impotent ; la main était toujours agitée et ne pouvait serrer
aucun objet. Tel était l'état de la malade lors de son entrée à l'hôpital, le
19 juillet ; de plus, depuis trois jours, il y avait un peu d'agitation de la main
droite.—Le 22 juillet, le sulfate de quinine fut prescrit (1,50 en 3 paquets) qui
produisit du calme. Le lendemain, la dose fut portée à 2 gr. 80 en cinq prises
et continuée sans produire d'autre accident qu'une légère céphalalgie. Le 25,
la malade quittait l'hôpital, se trouvant bien, conservant à peine traces d'agitation choréique et ayant recouvré l'usage de ses membres.

Comme la chorée, le *tétanos* est caractérisé par des contractions, permanentes
ou prolongées, plus ou moins violentes des muscles volontaires, ou seulement
de quelques-uns d'entre eux. C'est donc également une névrose convulsive.
Le plus ordinairemeñt, il a pour cause une plaie, quoique toutefois on l'ait
observé en l'absence de traumatisme.

A la **variété traumatique**, appartiennent les faits suivants :

 Consulté pour un homme de 32 ans atteint d'une blessure légère du nerf plantaire collatéral interne du gros orteil, M. le docteur Bishop (*New-York Journal of Medecine* et *Bull. thérap.* tome 37ᵉ), cautérisa d'abord la plaie, puis fit faire le long de la colonne vertébrale des frictions avec un liniment d'acide sulfurique et prescrivit le sulfate de quinine (0,75) associé à 0,03. de sulfate de morphine. Le sel de quinine à haute dose eut pour résultat d'éloigner les accès qui ne se reproduisirent plus qu'à des intervalles de quelques heures. Ce traitement fut suivi pendant cinq jours ; on continua seulement le sulfate. Le dixième jour, on suspendit la quinine pendant dix heures, mais les symptômes du tétanos reparurent avec une nouvelle intensité, et, il fallut reprendre la quinine. A partir de ce moment les symptômes se modifièrent favorablement. Le douzième jour, les spasmes avaient complétement cessé, et il ne restait plus qu'un affaiblissement considérable. La guérison a été complète.

M. le docteur Angelo Poma (*Gaz. méd. italienne* 1866, *n°ˢ 28 et 40; Analyse in Ann. méd. psych.* août 1867), rapporte le fait d'une femme opérée pour un cancer du sein et chez laquelle, au septième jour, on observa des accidents fébriles qui firent craindre une infection purulente et que l'on combattit, avec succès, par le sulfate de quinine à la dose de 1 gram. dans les vingt-quatre heures. Cependant l'aspect de la plaie resta peu satisfaisant, la cicatrisation ne marchait pas, le pus était de mauvaise nature. Au dixième jour, après l'opération, des douleurs surviennent dans le cou, les mâchoires se serrent, on constate un véritable trismus. Le docteur Poma associe à 1 gram. de sel de quinine, 0,30 d'opium ; la médication est continuée pendant sept jours, sans que les phénomènes se modifient ; il survient même de l'opisthotonos. Cependant la fièvre tombe, et l'on peut suspendre le sulfate de quinine ; l'opium seul est continué à la dose de 1 gram. pendant vingt jours. Enfin, quarante-six jours après l'opération, tout danger a disparu, les phénomènes convulsifs sont enrayés.

Dans un autre fait, du même observateur, il s'agit d'une femme de 45 ans, qui s'était fait en jardinant une très-légère blessure à l'un des gros orteils. La plaie était cicatrisée, mais elle était encore le siége de douleurs. Le mal avait commencé par un frisson, suivi d'agitation et de chaleur ; puis des tiraillements le long du dos et de la nuque. Dans les vingt-quatre heures, la malade prend 2 gram. de sulfate de quinine et 30 cent. d'opium ; des onctions sont prescrites avec un liniment chloroformé, le long de la colonne vertébrale. Nouveau frisson, chaleur et sueur ; pas d'amélioration le jour suivant, même prescription, mais la dose d'opium est portée à 0,40. Pas de sommeil la nuit. Au troisième jour, l'accès de frisson et de fièvre manque. On suspend le sulfate de quinine ; l'opium est prescrit à la dose de 0,60 et les onctions sont continuées. Tous les signes du tétanos persistent : trismus, roideur du cou, du tronc, difficulté extrême dans l'articulation des mots, dans la déglutition. Ce ne fut qu'au dix-neuvième jour que le trismus cessa. L'opium est continué à 0,60. A partir du vingtième jour, on diminue progressivement la dose, et la malade guérit, en conservant pendant quelques jours encore du trismus.

A l'hôpital Saint-Mary de Londres, le docteur Haynès Walton (*Médic. Times and Gaz.* 1868) traita un homme de 28 ans, atteint de brûlures aux jambes. Le douxième jour après l'accident, se déclarent des symptômes de tétanos. Une dose de calomel fut d'abord prescrite, puis le sulfate de quinine (1,50 en trois prises) ; enfin pour la nuit, laudanum de Sydenham, gouttes n° 20. Onze jours après la première prise du sel de quinine, il y avait une amélioration très-grande, et trois jours après, les contractions n'existaient plus qu'à un faible degré. Le mieux se continua ; mais un érysipèle survint qui ne permit au malade de sortir de l'hôpital qu'au bout de quarante et un jours.

Dans les mêmes conditions, et le onzième jour après un traumatisme, se développèrent des accidents tétaniques chez un ouvrier de chemin de fer qui fut observé par le docteur Herpin (de Tours). Après six jours de médication par le sulfate de quinine associé à l'opium, et l'administration des toniques, la guérison était complète (*Gaz. des Hôp.* 1852).

A côté du tétanos, se range l'*épilepsie* que nombre de praticiens ont traitée par le sulfate de quinine. Le docteur Gobbée, d'Amsterdam (*Ann. méd. de Flandre occ*le ; *Gaz. hebd.* tome 1er), rapporte qu'un soldat fut amené à l'hôpital offrant tous les signes du coma, compliqué de mouvements convulsifs. Tout d'abord on crut avoir affaire à une fièvre intermittente pernicieuse ; dans cette idée, une saignée est pratiquée et une application de sangsues prescrite. Mais les symptômes de congestion ne disparaissent pas ; c'est alors qu'est administré le sulfate de quinine à la dose de 15 à 20 grains. Les symptômes continuent, puis cèdent au bout de 36 heures. — Revenu à lui-même, le malade déclare qu'il est sujet à l'épilepsie. De nouvelles attaques se succèdent et M. Gobbée ne doute pas qu'il ait eu affaire à un paroxysme plus grave que d'habitude. Mais il se demande si le sulfate de quinine n'a pas exercé sur l'issue des désordres cérébraux une influence favorable.

Le professeur Dumas (*Bull. thérap.* tome 21e, p. 77), avait eu l'occasion d'observer un individu épileptique, dont les accès étaient constamment provoqués par l'usage des liqueurs, porté au point de déterminer l'ivresse. Frappé de cette observation, ce médecin conçut l'idée de provoquer périodiquement l'ivresse chez cet homme au moyen du sulfate de quinine. Le malade guérit complétement.

Dans un travail présenté à la Société de médecine de Paris et inséré dans

la *Revue médicale*, 1841, tome 3ᵉ, M. Mazade relate le fait d'un « malade atteint
« d'une affection épileptiforme qui revenait tous les huit jours, puis tous les
« cinq jours. Ce praticien, après avoir en vain employé les antiphlogistiques,
« les antipasmodiques, eut recours au sulfate de quinine, donné à la dose
« de 0,50, puis à celle de 0,25. Les accès épileptiformes disparurent au bout
« d'un temps non indiqué dans l'observation, mais se montrèrent de nou-
« veaux vingt-quatre jours après, à la suite d'une indigestion, et reparurent
« de cinq en cinq jours comme précédemment. L'auteur leur opposa de
« nouveau le sulfate de quinine à la dose d'un gramme par jour et parvint
« à les faire cesser au bout d'un temps assez long. La maladie reparut de
« nouveau quatre mois après cette seconde guérison, et fut combattue par le
« même médicament donné à des doses plus élevées encore et qui, néan-
« moins, ne triompha du mal qu'après un assez long traitement. La guérison
« définitive ne s'est pas démentie depuis quatre ans. » (*Bull. acad. de médec.*,
1848, p. 849.)

Selon le docteur Maxwell (*The Lancet*, 1852 et *Bull. thér.*, tome 42ᵉ), on peut
arrêter les accès d'épilepsie les plus violents par le sulfate de quinine à haute
dose. A l'appui de cette assertion, le médecin anglais cite le fait d'un épileptique dont les accès terribles ne duraient pas moins de trois jours. Il le voit
un jour, deux heures après l'attaque, et, tous les médicaments révulsifs tant
internes qu'externes ayant échoué, il administre, non sans peine, une potion
contenant un gramme de sel de quinine. « Le malade n'avait pas pris la
« moitié de la potion qu'il y eut rémission, et quand la potion fut terminée.
« l'accès avait cessé. Le malade s'endormit pendant trois heures et, à son
« réveil, se trouvait bien. »

Dans un travail intitulé : *Recherches pratiques sur le traitement des maladies
nerveuses, des névroses et des névralgies*, M. le professeur Forget, de Strasbourg
(*Bull. thérap.*, tome 18ᵉ, p. 265), cite le fait d'un homme de 40 ans, de bonne
constitution, atteint de convulsions hystériformes rebelles et que le médecin
ordinaire avait prises pour de la catalepsie. Les attaques revenaient tous les
matins entre 6 et 7 heures. — Le malade fut sérieusement observé pendant
les accès et l'on reconnut qu'il n'y avait pas réellement catalepsie ; les
membres ne conservaient pas la position qu'on leur imprimait ; il n'y avait
pas non plus d'écume à la bouche, le pouce n'était pas fléchi dans la main et
après l'attaque il n'y avait pas sommeil. Selon M. Forget, ces symptômes
ressemblent plutôt à ceux de l'hystérie. Pendant plusieurs jours, on administre les antispasmodiques, et les attaques ont moins d'intensité. — Con-
sidérant que la périodicité des accès est assez bien dessinée, on songe au
sulfate de quinine qui est prescrit à la dose de 0 gr. 30 à prendre le soir. Dès

lors, les attaques ne se reproduisirent plus, et le malade sortit solidement
guéri, après huit jours de traitement par le sel de quinine. Le malade ayant
été perdu de vue, M. Forget ne peut affirmer que la guérison se soit maintenue.

M. le docteur Delasiauve, juge, comme il suit, l'emploi du sulfate de quinine comme anti-épileptique :

« Le sulfate de quinine, dit-il, a généralement détrôné, depuis sa décou-
« verte, le quinquina.

« M. Piorry (1) en a usé à dose élevée. M. Lœvelt, à son tour, sur sept
« cas, en aurait, grâce à la quinine, amélioré quatre et guéri trois. — M. Le
« Montagner ne craignit pas, dans un espace de six semaines, de prescrire
« à l'un de ses malades, l'énorme dose de 126 grammes de fébrifuge ; et,
« lors de la publication du fait, le mal était suspendu depuis six mois. Ce
« praticien profitait surtout, pour l'administration du remède (3 gramm.), de
« l'approche des paroxysmes qu'annonçait à l'avance la roideur de l'un des
« testicules.......

« Une jeune fille que soignait le docteur Taroni et dont les convulsions,
« causées par une émotion morale, revenaient plusieurs fois par jour, obtint
« du même moyen le même avantage.....

« Le sulfate de quinine aurait enfin triomphé de deux épilepsies intermit-
« tentes : l'une, mentionnée dans les *Annales médico-psychologiques*, — l'autre
« qui fut traitée par M. Rostan, à l'Hôtel-Dieu.... Ajoutons que dans l'espèce
« et si l'on s'en rapporte aux assertions presque unanimes des auteurs, les
« épilepsies guéries étaient de celles auxquelles les médications fébrifuge et
« tonique seraient particulièrement applicables.

« Néanmoins, continue l'auteur, notre expérience personnelle, qui s'est
« étendue, à cet égard, sur plus de trente malades, est médiocrement favo-
« rable au sulfate de quinine. Quatre cas, les plus négatifs, ont été précisé-
« ment de ceux qui, par leurs conditions de périodicité, semblaient pro-
« mettre une efficacité moins douteuse. Deux étaient caractérisés par une
« attaque unique tous les sept ou huit jours ; un troisième, par deux ou trois
« attaques tous les cinq à six jours, et le dernier par une série plus ou moins
« multipliée d'accès revenant ponctuellement tous les sept jours. La médi-
« cation, bien que longtemps continuée à doses croissantes, depuis 0 gr. 30
« jusqu'à 1 gramme, n'amena dans les crises aucune variation. A la vérité,
« chez tous la maladie était ancienne et rebelle.....

« Rien n'est donc plus difficile que de préciser l'action anti-épileptique du

(1) Selon Piorry, il faut une forte dose (jusqu'à 3 et 4 gr.) La maladie ne guérit pas rapidement. Le
traitement demande des mois entiers et il faut continuer indéfiniment cette médication jusqu'à guérison et
donner le sel progres ivement de 1 à 4 grammes.(*Gazette médico-chirurg.*, 1846)

« sulfate de quinine et du quinquina, ainsi que leur degré respectif d'utilité.
« Il est pourtant permis d'établir que ces substances conviennent spéciale-
« ment dans les épilepsies intermittentes, ou plutôt dans les fièvres à forme
« épileptique, alors qu'elles ne sont pas invétérées. Quant à la préférence que
« peuvent motiver ces médicaments, s'il était scientifiquement avéré que le
« sulfate de quinine déprimât les forces vitales, il faudrait faire une distinc-
« tion pour le quinquina qui, outre sa base alcaloïde, contient plusieurs
« principes propres à modifier ses propriétés. Dans ce cas, on devrait se
« préoccuper du choix de l'écorce ; car les proportions des éléments varient
« avec les espèces.... » (*Traité de l'épilepsie*. Paris, 1854).

Selon M. Briquet (*Traité du quinquina*, p. 391), l'épilepsie et l'hystérie ne
réunissant pas les conditions de la véritable intermittence, ne peuvent être
traitées par les anti-périodiques, et, dans ces cas, on combat, dit cet auteur, avec des conditions défavorables. en raison de l'irrégularité des époques et de l'invasion des accès. « Dans une attaque d'épilepsie, d'hystérie,
« il n'y a guère, pendant tout le temps de l'accès, qu'une influence de l'en-
« céphale sur le rachis, et de là sur le système musculaire ; la respiration,
« la circulation, la calorification ne sont affectées que secondairement ; les
« attaques ne sont que la propagation de l'irritation d'une portion circons-
« crite du centre cérébro-spinal à une autre portion un peu plus étendue de
« ses expansions. Ces attaques ne sont point comme l'accès de fièvre inter-
« mittente, une sorte de fonction pathologique. Or, l'action spéciale de la
« quinine est l'hyposthénisation des nerfs ganglionnaires qui fournissent aux
« poumons, au cœur, aux capillaires et au tube digestif ; l'hyposthénisation
« du cerveau n'est, en quelque sorte, qu'une extension de l'effet ; il suit de
« là que l'influence du quinquina ne peut être, sur les nerfs qui ne tombent
« pas directement sous son action, la même que sur ceux qui y tombent
« spécialement. Par conséquent il ne faut pas compter sur le quinquina dans
« l'épilepsie, et encore moins dans l'hystérie. »

Un enfant de 9 ans, né de parents cousins, ayant une constitution physique
remarquable pour son âge, mais presque idiot et parlant assez peu intelli-
gemment, avait été pris, 5 ou 6 semaines auparavant, d'une semi-paralysie
du côté droit, laquelle ne dura que deux jours. Deux épistaxis abondantes
survinrent ensuite ; puis l'enfant fut pris de torticolis et d'une légère vari-
celle. L'éruption variolique était guérie depuis quelques jours, lorsqu'il survint tout à coup une paralysie du côté droit ; pas de rougeur de la face, pas
de déviation de la langue ; la parole n'était pas plus embarrassée que d'ordinaire ; régularité des traits de la face ; pouls régulier, un peu fréquent ; 85 à
90 pulsations ; paralysie complète du membre inférieur droit ; quelques mou-

vements dans le membre supérieur correspondant et sensibilité obtuse mais non aboliè de cette même région. Sensation de froid aux pieds accusée par le malade, quoique la température soit normale. Les selles n'étaient plus régulières.

Tout d'abord on prescrit un purgatif; puis, s'appuyant sur quelques cas de fièvres intermittentes qu'il observait à cette époque à Poitiers, M. le docteur Bonnet (*Bull. de la Société de médecine de Poitiers*, 1870), administre le sel de quinine (0,50) en lavement.

Le lendemain pas de selles. Toutefois, le malade était mieux et avait pu jouer et marcher comme à l'ordinaire. Un nouveau lavement est prescrit et l'administration du sel de quinine réitérée.

Tout à coup réapparaît la paralysie avec les mêmes symptômes. La constipation persistant, un purgatif est prescrit, puis 0,50 de sulfate dans infusion de café.

La paralysie n'a plus reparu et le sulfate a été continué pendant quatre jours après la disparition des accidents et à la même dose. Selon l'auteur, la *paralysie* chez ce malade était *essentielle* et devait sa physionomie intermittente à la constitution médicale du pays.

Appliquant la méthode de M. Mêlier qui, le premier, préconisa cette médication, M. le docteur Sauné (*Bull. thérap.*, tome 71ᵉ, p. 77), rapporte deux observations d'*éclampsie*, traitée avec succès par le sulfate de quinine chez des enfants de huit mois et de trois ans. A ces deux faits, l'auteur en ajoute quatre autres traités par le même moyen et avec le même succès.

Dans le *Moniteur des Hôpitaux*, janvier 1859, nous trouvons une observation d'accès d'*éclampsie puerpérale* survenue au moment où la femme allait être délivrée. Immédiatement on appliqua le forceps, puis la délivrance eut lieu. Alors on fit une saignée du bras. Les accès se répétant, le sulfate de quinine fut prescrit par le rectum à la dose de un gramme en deux fois dans la journée. — Le lendemain, l'état de la malade était satisfaisant; toutefois un lavement fut ordonné. A dater de ce moment, la malade alla de mieux en mieux et guérit radicalement.

Dès expériences de M. Skoda (1), il résulte que la quinine peut être suivie de bons effets dans la périodicité des accès, dans les cas d'éclampsie et de convulsions chez les enfants.

Selon M. Blachez (2), et d'après M. Bouchut, les convulsions dites essentielles ou idiopathiques, sont moins fréquentes qu'on ne l'avait pensé jusqu'ici. Il cite des faits observés par lui où l'éclampsie n'était qu'une des

(1) *Journal médic de Vienne* et *Ann. médic. psych.*, tome 9ᵉ.
(2) *Union médicale*, 1856, p. 289.

formes de la fièvre intermittente chez ses petits malades, lesquels guérirent par l'emploi du sulfate de quinine.

M. le docteur Liégey (1) a cité des faits analogues.

Le docteur Speekhann (2) cite le fait d'une femme de 35 ans, parvenue au terme d'une quatrième grossesse, qui fut prise d'éclampsie et qui guérit par la médication quinique.

Le docteur Heusinger fut appelé dans un pays et à une époque où les fièvres intermittentes étaient fréquentes, près d'une femme de 34 ans, enceinte, fortement albuminurique et hydropique. Les symptômes avaient diminué notablement sous l'influence de l'acide nitrique *intus*, lorsqu'il fut mandé inopinément un soir. La malade ne pouvait plus parler, ne produisait que des sons faibles, non articulés. L'exploration des organes et de la bouche ne fit découvrir aucune lésion. On crut tout d'abord à une manifestation hystérique ; le traitement institué d'après cette hypothèse échoua complétement. Au bout de douze heures, la parole revint, mais pour disparaître de nouveau et à la même heure que la veille.

Ces accès se reproduisirent ainsi pendant six jours de suite et presque à heure fixe. Vingt centigr. de sulfate de quinine donnés dans l'intervalle des accès suffirent pour les arrêter. Les accidents s'amendèrent et disparurent même avant l'accouchement qui se fit sans entraves.

Ce cas d'*alalie intermittente* ainsi que le fait du docteur Speekhann sont curieux ; dans ces deux cas, la marche de la grossesse n'a été entravée en aucune façon.

NÉVROSES DES FONCTIONS RESPIRATOIRE ET CIRCULATOIRE.

A cette classe appartiennent : le spasme de la glotte, l'asthme et l'angine de poitrine.

A l'hôpital de Dellys (Algérie), service de M. le docteur Widal (*Gaz. méd. de l'Algérie* ; *Bull. thérap.*, tome 63e), on apporta X..., cordonnier, n'ayant jamais eu de fièvre intermittente. Atteint, il y a quelques mois, de fièvre cérébrale, ce malade avait conservé une légère diminution du côté droit. A la suite d'excès alcooliques, X.... fut pris d'un *hoquet* violent qui persista malgré tous les traitements institués. En désespoir de cause, le sulfate de quinine fut prescrit à la dose de 8 décigr. en une fois et dès le lendemain le hoquet, qui durait depuis dix-neuf jours, avait disparu. Toutefois, le médicament fut continué encore pendant trois jours.

(1) *Revue thérap. du Midi*, 1853, tome 4e ; et 1855, tome 8e ; — *Annales de la Flandre occident.*, 1855-1856 ; — *Union médicale*, 1856.

(2) *Revue médico-chirurgic.*, 1849.

Aussi heureux a été le fait observé par M. le docteur Lanouaille, de Lachèze, médecin aide-major en Afrique (*Gazett. hebdom.*, 1865, n° 14), sur un zouave qui avait été atteint antérieurement de fièvre paludéenne et chez lequel le dernier accès datait de trois mois. Après avoir été exposé toute une journée à un soleil ardent auquel avait succédé un orage, ce soldat fut pris de frisson suivi de chaleur et de sueurs. Dès le lendemain apparut un *hoquet intermittent* pour lequel il ne consulta le médecin qu'au bout de huit jours. On prescrivit tout d'abord : laudanum, gouttes n° 20. Le lendemain, les symptômes ayant persisté, fut institué le traitement par le sulfate de quinine (1 gramme) en solution avec laudanum, gouttes n° 15.

Dès le lendemain, mieux sensible ; il n'y avait eu de hoquet que vers le soir et avec moins d'intensité ; la dose du sel est portée à 8 décig., pour être abaissée le jour suivant à 6 décigr., le hoquet ne s'étant pas reproduit. Nul retour de l'affection.

M. le docteur Mondière, cite (*Revue médicale.* Août 1843) le cas d'un jeune homme atteint de hoquet intermittent à la suite d'une frayeur à la vue d'un chien enragé.

Le sulfate de quinine fut administré à la dose de 0,60 tous les deux jours ; mais le malade étant anémique, à cette médication on adjoignit la décoction de quinquina et le sous-carbonate de fer.

Chez un curé, atteint d'asthme intermittent, M. le docteur Max. Simon (*Journ. des Conn. médic. chirurg.* Juin 1842), après avoir tenté diverses médications, n'obtint la guérison que par l'emploi du sel du quinquina pendant huit jours. La guérison aurait été complète ; pas de récidive.

Un ouvrier, scieur de long, 60 ans, de constitution athlétique, fait une chute dans un puits, puis est atteint de vertiges épileptiformes ; onze saignées sont pratiquées, des sangsues posées au pourtour de l'anus. Les accès se continuent, offrant les symptômes suivants : il y avait une espèce d'aura, comme une sensation de froid, partant des membres abdominaux et aboutissant à la région précordiale, où le malade éprouvait une oppression et une dyspnée avec tremblement convulsif ; puis, apparaissaient des battements fatigants et précipités des artères de la tête, le visage s'animait, il y avait réaction plus ou moins violente. Ces accès se répétaient cinq à six fois par jour.

A l'entrée de ce malade à l'hôpital, le docteur Bellesti (*Bull. delle Scienz. médic. di Bologna* ; — *Bull. thérap.*, tome 42°), constata une affection organique du cœur, pratiqua une saignée, le régime lacté, une tisane nitrée et, pour combattre la périodicité des accès, le sulfate de quinine (0,30).

Sous l'influence de la quinine, une amélioration survint et, depuis vingt jours, les accès avaient disparu, lorsque à la suite d'un écart de régime, un nouvel accès revint. Au lieu de l'alcaloïde, la décoction de quinquina fut prescrite. Les accès n'ont pas reparu ; mais les symptômes de l'affection cardiaque persistent.

Ce dernier fait est considéré par l'auteur de l'observation comme un cas d'asthme intermittent.

NÉVROSES DES ORGANES DE LA REPRODUCTION.

Caractérisée par des convulsions cloniques, par des paralysies du sentiment et du mouvement, passagères ou prolongées, quelquefois même de durée assez longue, l'*hystérie* est une névrose complexe, dont les causes, la nature sont encore aujourd'hui un sujet de controverse. Sans vouloir juger la question, rappelons, que pendant notre internat à l'asile du Vésinet, nous avons observé nombre de cas d'hystérie chez les malades dirigées des hô pitaux de Paris sur cet établissement de convalescence.

Des observations recueillies par nous sont consignées dans un mémoire lu le 3 septembre 1869, à l'Académie de médecine, par notre maître, M. le docteur Chairou, qui en conclut :

1° Que l'hystérie est une affection commune et très-fréquente dans toutes les professions ;

2° Que toujours, il a été constaté que le point de départ de la maladie, était une congestion des ovaires, principalement de l'ovaire gauche avec diminution de l'action réflexe de l'épiglotte (1) ;

3° Que cette affection a une marche essentiellement chronique et progressive ;

4° Qu'elle peut produire dans le système nerveux une grande perversion, dont l'apoplexie et la folie sont le dernier terme.

A l'Asile du Vésinet, les hystériques n'ont pas été traitées par le sulfate de quinine. Les annales de la science renferment nombre de cas où la médication quinine a été employée, que nous devons mentionner.

Nous lisons dans le *Bull. thérap.* (Tome 21e, p. 75) le fait suivant :

---

(1) Cette opinion, déjà ancienne, sur la nature et la cause de l'hystérie, avait été de nouveau formulée par M. Gendrin dans une lettre adressée à l'Académie de médecine (11 août 1846).

« Dans tous les cas d'hystérie, sans exception, depuis le début de la maladie, jusqu'à sa terminaison, il « existe un état d'insensibilité générale ou partielle. Au plus léger degré, l'anesthésie n'occupe que certaines « régions de la peau ; au plus haut degré, elle occupe toute la surface tégumentaire et celle des membranes « muqueuses accessibles à nos moyens d'investigation, telles que la conjonctive, la pituitaire, la muqueuse « bucco-pharyngienne, celle du rectum, du canal de l'urèthre, de la vessie, du vagin. Il n'est pas très-rare « que l'anesthésie existe dans les organes des sens, qu'elle s'étende dans les parties profondes. Certains « malades perdent jusqu'à la conscience de la position de leurs membres et des actes de la locomotion. »

« Mme D..., âgée de 28 ans environ, a hérité de son père, une constitution éminemment nerveuse. Jusqu'à l'âge de 13 ou 14 ans, bonne santé, embonpoint remarquable ; à cette époque la menstruation s'établit, et Mme D.... devient très-impressionnable. A 21 ans, elle se marie et pendant un ou deux ans, la santé reste bonne. Puis, peu à peu, elle éprouve des palpitations, des étouffements dont elle est très-tourmentée. Les inhalations d'éther sulfurique seules peuvent calmer la malade. Le mal augmenta peu à peu et il fallut recourir à une médication plus énergique. Nous pûmes, dit l'auteur de l'observation, observer Mme D.... dans l'état suivant : nuits tranquilles ; depuis le matin jusqu'à une ou deux heures de l'après-midi, tristesse, inquiétude, peu ou point d'accidents ; appétit bon, digestions faciles. Mais dans l'après-midi et surtout vers le soir, les choses se passent tout autrement ; la malade ne peut avaler aucun aliment ; à peine celui-ci est-il dans l'arrière-bouche qu'un spasme invincible empêche la déglutition ; si l'aliment est liquide et a franchi en partie l'obstacle, il y a une véritable suffocation qui se prolonge jusque dans la nuit et quand elle a cessé, le sommeil arrive, puis la respiration redevient normale ; le spasme a disparu, l'appétit est revenu et Mme D... peut manger. Cette affection s'est montrée à plusieurs reprises et dura, lors de sa dernière apparition, plus de trois mois. Pendant ce temps, les règles se supprimèrent. M. le professeur Andral, appelé en consultation, conseilla de continuer l'usage du datura, qui déjà prescrit, avait procuré à la malade quelque soulagement. Frappé de la périodicité des accidents, le médecin pensa à administrer le sulfate de quinine. La malade qui s'était déjà obstinément refusée à cette médication, finit par écouter l'avis. »

« Le résultat heureux fut immédiat. En effet, dès le premier jour, les accidents eurent beaucoup moins d'intensité, et le lendemain, ils avaient à peu près complétement disparu. L'esprit de la malade, dit l'auteur, se calma, les digestions devinrent faciles, l'embonpoint qui avait disparu, revint et les règles ne tardèrent pas à reparaître. Aujourd'hui Mme D... jouit d'une santé parfaite. »

Disons que le même recueil renferme des faits analogues observés par M. A. Latour et qui guérirent comme le précédent, mais pas par la médication quinique. Les antipasmodiques, principalement les préparations de valériane, avaient constitué toute la médication.

Au même recueil scientifique, nous empruntons le fait suivant observé par M. le docteur Géry (*Bull. thérap*. tome 24e, p. 205), sur une femme très-sanguine, âgée de 31 ans, mariée depuis douze ans, et qui n'avait jamais éprouvé aucun symptôme hystérique. Elle devint hystérique et chose curieuse relatée par l'observateur, les attaques étaient précédées et annoncées par de la diarrhée. Le traitement classique de l'hystérie fut prescrit, mais sans succès.

Comme il y avait périodicité, on eut recours, le quatrième jour de la maladie, à l'emploi de l'alcaloïde du quinquina ; au bout de trois jours, les accès cessèrent, et le neuvième on suspendit le sulfate de quinine.

Il y eut rechute ; la médication quinique fut de nouveau prescrite et la guérison se fit comme précédemment.

Le docteur Dubédat, du Lot-et-Garonne (*Bull. thérap.* tome 10ᵉ, p. 103), cite trois observations d'hystérie périodique qui furent heureusement traitées par le sulfate de quinine.

Même résultat observé par Réveillé-Parise (*Bull. thérap.* tome 31ᵉ, p. 161), sur une femme de 28 ans, nerveuse, hystérique à un degré remarquable. La médication quinique fut continuée, après guérison, sous forme de décoction d'écorce du Pérou et de racine de valériane.

Dans le service de M. Louis, à l'Hôtel-Dieu, entre « une femme, âgée de « 35 ans, et hystérique depuis un grand nombre d'années ; les accès qu'elle « éprouve n'ont rien de régulier, soit quant à leur intensité, soit quant aux « époques de leur apparition. La malade est bien portante d'ailleurs et con- « venablement réglée. — Il y avait assez longtemps qu'elle n'avait point « éprouvé d'accès, lorsqu'à propos d'émotions morales vives, qu'elle a « éprouvées il y a quelques semaines, il en survint de très-violentes qui se « représentaient plusieurs fois par jour, mais à des heures indéterminées. « Elle entra promptement à l'hôpital, où on lui administra d'abord, sans le « moindre succès, des calmants, des antispasmodiques, des révulsifs, etc.. « Quelques jours après l'emploi de ces moyens, on eut recours au sulfate de « quinine à doses modérées ; dès la première dose, les accès diminuèrent « d'intensité, et le troisième jour ils avaient complétement cessé. La malade « continua encore pendant quelques jours l'usage de ce médicament ; depuis « plus d'une semaine qu'elle l'a suspendu, aucune récidive n'a encore eu lieu. »

« Les faits de cette nature, dit l'auteur de cette observation, ne sont pas rares. Mais il est de ces médicaments qu'on oublie un peu trop, peut-être, parce qu'ils échouent fort souvent. Il est bon, je crois, de rappeler aux praticiens l'utilité qu'on peut en retirer dans certains cas déterminés » (*Annales médico-psychologiques*, 1849).

Observant chez une femme hystérique des accès de dyspnée et d'étouffement, M. le Dʳ Gros (*Bull. thérap.* tome 51ᵉ, p. 128), crut avoir affaire à un cas d'asthme essentiel. Il remarqua bientôt que les accès revenaient tous les deux jours et, d'après cette indication administra 0,50 de sel de quinine qui furent continués pendant six jours. Au bout de ce temps, les accès ne revinrent plus.

J'emprunte à un recueil d'observations manuscrites du docteur Ch. Girard, le cas suivant :

R...., âgée de 19 ans, est entrée le 17 octobre 1871, à l'Hôtel-Dieu, service de M. Hérard, pour des crises épileptiformes lesquelles revêtirent un caractère franchement hystérique durant son séjour à l'hôpital.

Dans son enfance cette jeune fille avait eu la fièvre rémittente infantile, et à réitérées fois, des atteintes de pleurésie ; comme conséquence, une dilatation bronchique qui persiste encore.

La menstruation se manifesta entre l'âge de 14 et 15 ans ; les époques menstruelles ont toujours été irrégulières et les règles peu abondantes. A 15 ans, à la suite d'une frayeur, elle eut la danse de Saint-Guy.

En juin 1871 se manifestèrent des attaques de nerfs, d'abord éloignées, qui devinrent quotidiennes vers le mois d'octobre, lorsqu'elle se vit contrainte d'entrer à l'hôpital.

Le bromure de potassium lui fut donné jusqu'au 2 novembre sans amélioration aucune, sous le rapport des crises qui se manifestaient généralement à la même heure de la soirée, à peu près tous les deux jours. Dans la pensée que l'impaludisme pourrait être pour quelque chose dans ces crises, M. Hérard eut recours au sulfate de quinine (0, 75 cent. par jour) qu'elle prit pendant un mois.

Les crises furent moins fréquentes, mais conservèrent la même intensité. Ne pouvant pas supporter le sel quinique, que l'estomac rejetait, on lui donna, à partir du 3 décembre, de l'Asa fétida jusqu'au 15, époque à laquelle on tenta de nouveau le bromure de potassium, qu'elle prit jusqu'au 5 février ; mais il fallut encore y renoncer à cause des nausées et des vomissements qui s'en suivaient.

Les crises, maintenant hystériques, continuaient et affaiblissaient beaucoup la malade. Le 14 février le traitement (1) suivant fût institué : Vin de quinquina, oxalate de fer (0, 20 cent. par jour) et extrait thébaïque (en pilules de 0, 05 cent.) à dose progressive, et dont le maximum a été de 7 pilules. Le 26 février, elle eut encore une crise (elle n'avait pris jusque-là que 3 pilules par jour) ; mais ce fut la dernière. Aujourd'hui 15 juin, elle est à la veille de sortir de l'hôpital.

Il est à noter qu'à l'époque de son entrée, le caractère pathognomonique de l'hystérie (abolition des mouvements réflexes de l'épiglotte) n'existait pas ; que ce caractère s'est manifesté, au fur et à mesure que les crises épilepti-

---

(1) Ce traitement préconisé par M. Girard, est le complément de celui dont notre maître M. le Dr Chairou a fait usage à l'asile du Vésinet, pendant notre internat. A l'opium, qui est le remède héroïque de cette névrose, M. Girard associe le fer, qui est d'autant plus indiqué, que chez toutes les hystériques il y a de la chlorose ou de la chloro-anémie.

leptiformes sont devenues hystériques, et que sous l'influence du dernier traitement, ce caractère a de nouveau disparu, ce qui est un indice certain de guérison de la névrose. La dilatation bronchique existe encore ainsi que les frottements pleurétiques.

NÉVROSES DES FONCTIONS INTELLECTUELLES.

La *manie intermittente*, dit Van der Kolk. (*Correspondenz-Blatt ; Ann. médico-psychologiques*, tome 9ᵉ), est toujours d'un pronostic fâcheux et dénote une lésion profonde du système nerveux que l'on combat difficilement avec la quinine.

Un homme, âgé de 44 ans, adonné aux excès alcooliques fut amené dans le service de M. Martin-Solon (*Bull. de thérap.* tome 37ᵉ, p. 550), pour un délire très-intense consécutif à de copieuses libations. Le malade était comme fou et on dut le maintenir dans la camisole de force. Il resta à l'hôpital, pour ces accidents, pendant cinq jours, fut traité par le sulfate de quinine et guérit.

M. Legrand du Saulle (*Ann. médico-psycholog.*, 1855), rapporte qu'une dame, bonne mère de famille, âgée de 34 ans, bien réglée, fut prise de mélancolie religieuse qui durait sept jours, puis, faisait place à une manie aigüe avec menaces, vociférations et voies de fait. Cette période d'excitation ne durait que cinq ou six jours et une intermittence de huit jours succédait, complète pour l'état intellectuel comme pour l'état physique. Pendant cette intermittence la menstruation était régulière. Puis, tout à coup réapparition de la mélancolie pendant six jours, de l'excitation maniaque pendant une semaine, et enfin de l'intermittence pendant laquelle la menstruation a lieu encore.

Les affusions froides, les bains prolongés, l'acétate de morphine, l'opium. les ferrugineux furent administrés sans succès.

Vu l'intermittence des accès, on prescrivit le sulfate de quinine pendant plus d'un mois à dose progressive de 0,20 à 2 gram. et le résultat fut heureux. Depuis trois ans, la guérison ne s'est pas démentie.

A la suite d'une surexcitation nerveuse très-intense (*Bull. thérap.* tome 21ᵉ, p. 78), un jeune homme fut pris d'une insomnie opiniâtre que ne purent amender tous les traitements mis en usage. Le sel de quinine (0,50) administré deux heures avant le coucher pendant trois jours fit disparaître ces accidents.

Dans la *Gazette médicale de Paris* (*Ann. et Bull. de la Soc. de méd. de Gand*, 1838 ; observation du Dʳ Vogel Vanger), nous trouvons le récit d'une dame qui à la nouvelle de la mort de son mari, fut prise d'une fièvre intermittente mélancolique avec accès réguliers. Les saignées, l'application réitérée de sangsues, les purgatifs ne produisirent aucun amendement.

Enfin on administra pendant cinq jours, et deux fois par jour, une dose de 20 grains de poudre de quinine et l'affection disparut.

Dans les manies intermittentes M. Moreau, de Tours (*Gazette des hôpitaux*, 1856), n'aurait jamais obtenu par le sulfate de quinine de succès définitif, de quelque manière et à quelque dose qu'il l'ait administré.

Dans les *Annales médico-psychologiques* (1852, p. 286), nous lisons qu'un vieillard fut pris d'un délire avec hallucinations de la vue pendant la nuit. L'état aigu qu'il présentait le lendemain fut combattu par l'application de 80 sangsues en deux jours. Les congestions reparurent néammoins et les accès ne disparurent que par l'emploi du sulfate de quinine.

Un second fait, observé comme le précédent par M. Guérard, consiste dans un délire à retours quotidiens survenu chez un individu qui avait fait une chute violente. Le malade avait conscience de l'arrivée prochaine des accès. Avec le sulfate de quinine, les désordres périodiques cessèrent également dans peu de jours.

« Le 23 mars 1848, le Dr C. Cerri (*Ann. médic. psycholog.* 1850, *p.* 497), « fut appelé près d'une femme des environs de Milan, 49 ans, prise subi- « tement et pour la première fois d'un accès de manie dont la cause fut attri- « buée à l'effroi que produisit chez elle le bruit de la fusillade et le son des « cloches annonçant ce jour-là l'insurrection de la ville. Pensant à une « méningite, le médecin fit des saignées générales et locales, prescrivit des « purgatifs, le tartre stibié à haute dose, etc...... Au bout de trois semaines, « la malade parut guérie. Mais le 17 novembre suivant, l'apparition d'une « aurore boréale détermina l'explosion d'un accès de manie religieuse plus « violent que le premier. Tous les remèdes employés ayant été inutiles, on « eut recours au sulfate de quinine (1 gramme par jour). A la troisième prise, « la malade était guérie.

M. Lunier fait observer « que cette malade devait être affaiblie par les « émissions sanguines et il penche à croire que le sel quinique a agi dans « ce cas comme tonique. »

M. Liegey rapporte le fait de la femme Ro..., âgée de 28 ans, presque au terme de sa troisième grossesse, qui gardait le lit depuis plusieurs jours. Tout d'abord elle avait éprouvé tous les symptômes de la grippe avec des symptômes nerveux thoraciques. La grippe fit place à une névralgie thoracique accompagnée de fièvre.

Pendant trois soirs de suite, vers 8 heures, une petite toux sèche a lieu, un vomissement survient, qui est suivi de bâillements convulsifs. Ces bâillements dont le narrateur a été témoin, se répétaient 6 ou 7 fois en 5 minutes, durée de l'accès ; ils étaient brusques et très-étendus. Après l'accès de bâillement, la femme B..., se trouvait immédiatement dans un délire furieux pendant lequel elle vociférait contre ses prétendus ennemis, frappait à coups redoublés, et des pieds et des poings, contre son bois de lit et le mur, se levait parfois et cherchait à fuir.

Il faut remarquer que depuis 1846 ou 1847, cette femme, sans être enceinte, a été atteinte, chaque année et dans cette saison, d'une maladie analogue présentant la même succession morbide, et, en particulier, le bâillement comme avant-coureur du délire. Ce délire, d'abord intermittent, devenait continu, n'offrait que de courtes rémittences, simulant l'aliénation mentale, et il acquérait une violence telle que, plus d'une fois, cette femme voulut se jeter par la fenêtre. Quelques doses de sulfate de quinine mirent promptement fin à cet ensemble de symptômes.

A côté des névroses, nous placerons la *colique nerveuse endémique ou colique des pays chauds*, dont la nature et l'étiologie sont encore contestées.

M. Lefèvre, et après lui Grisolle, n'ont vu dans cette affection qu'une intoxication saturnine. A l'occasion d'une observation de M. le docteur Autric et ayant trait à un cas de ce genre survenu chez un matelot du *Primauget*, M. le professeur Fonssagrives fait remarquer que chez ce marin toutes les médications furent tentées, mais sans succès. Trois jours après le début de la maladie, et en désespoir de cause, on essaya le sulfate de quinine à la dose de 1 gram. en trois doses. Le mieux survint dans la santé du malade et le médicament fut continué pendant les six jours suivants. Le malade entrait en convalescence ; à cause de son état anémique les toniques furent prescrits, et de loin en loin on administra par précaution, de légères doses de sel de quinine. Pour M. Fonssagrives, la guérison de ce malade est bien due au sulfate de quinine ; en cette circonstance, il formule cette opinion : que la colique des pays chauds est analogue aux fièvres larvées ou névralgies paludéennes et recommande dans ces cas la médication quinique. (*Union méd.* 1857.)

Dans sa dissertation inaugurale, M. Chassaniol qui a habité longtemps le Sénégal, tout en reconnaissant que dans les pays intertropicaux comme en Europe, on puisse observer des empoisonnements par le plomb, admet que la colique sèche est une affection spéciale inhérente aux pays chauds, non identique à la colique de plomb, et dont le siége primitif est probablement dans le système ganglionnaire. Les troubles survenus dans les fonctions physiologiques de ce système ne sauraient persister, dit l'auteur, sans réflexion sur les centres nerveux ; de là la paralysie des membres et l'encéphalopathie souvent mortelle (*Thèse de doctorat ; Paris*, 1872).

Selon notre ami, M. le D^r Ch. Girard, qui, pendant son séjour en Amérique a eu occasion d'observer la colique sèche, cette affection n'est pas constamment le résultat d'une intoxication métallique (plombique, cuivrique....). Un certain degré d'impaludisme peut la produire. Il l'a fréquemment observée dans les régions où règnent les fièvres maremmatiques. Elle avait les caractères (1) de la *colique de Barbarie* décrite par Troilief (*Journal de méd. et de chirurgie pratiques* 1846, p. 534) et cédait pareillement à une abondante évacuation de matières fécales sous l'influence du calomel, que l'on faisait suivre de quelques doses de sulfate de quinine réparties sur trois ou quatre jours.

PNEUMONIE ET FIÈVRE INTERMITTENTE PNEUMONIQUE.

Non mentionnée par Briquet, cette affection avait été observée par Laënnec (2), puis par Delourmel (3), Grégoire (4), Dutronilh (5), Maillot (6), Mondière (7), Constant (8), Saillard (9), Rousseau (10). Dernièrement, M. le Dr Armaingaud (11), dans une « *Étude sur la pneumonie et la fièvre intermittente pneumonique,* » a décrit deux nouveaux faits tirés de sa pratique, où se trouve démontrée la simultanéité d'apparition d'accès intermittents et de manifestations pathologiques du côté des organes pulmonaires.

Dans les mêmes circonstances ont été observés les faits des Drs Lecointe (12), Raciborski (13), Gros (14), Marcé (15), Corbin (16), Gordon (17), Gintrac (18).

Citons aussi les faits de Blaud et de Puntous (*Revue médicale*, 1832.), de Robert de Latour (*Union médicale*; 1862, 1864 et 1866, n°s 29, 32, 35.).

Les trois observations de MM. Cras et Armaingaud nous ayant paru être des types de l'affection qui nous occupe, nous avons cru devoir les reproduire.

« *Observation de M. le docteur Cras.* — « C..., 28 ans, apprenti canonnier, « se présente à la visite du matin, le 27 février 1864 ; il était malade depuis

---

(1) Douleurs violentes de l'abdomen augmentées par la pression; besoin continuel de garde-robes impossible à satisfaire; météorisme plus ou moins considérable; urines rares; pouls serré et lent ; quelquefois agitation et anxiété.

(2) *Revue médic.* 1825, tome 4e. — (3) *Archiv. de méd.* 1829. Avril. — (4) *Mémorial des hôpitaux du Midi,* 1829. —(5) *Lancette française,* 1834, tome 8e.— 6) *Traité des fièvres intermittentes,* 1836, obs. n° 24. —(7) *Revue méd.* 1843, juin. — (8) *Bull. thérap.* tome XLII, p. 481, 1852. — (9) *Thèse de Paris* 1860, n° 160. —(10) *Journ. de la Soc. Acad. de la Loire-Infér.* 1852. — (11) *Broch.* in-8° ; Bordeaux, 1871. — (12) *Bull. de thérap.* tome 51e, p. 315. — (13) *Gaz. des hôp.* 1851, avril. — (14) *Bull. de thérap.* tome 51e p. 125.—(15) *Jour. de la Soc. de méd de la Loire-infér.* Livraison 82e. — (16) *Gaz. méd. de Paris* 1842, p. 4'6. — (17) *Dublin Journ. of Med.,* août 1856 et *Bull. thérap.* tome 51e, p. 236. — (18) *Journ. de méd. de Bordeaux,* mars 1848.

« la veille au soir. — Gêne extrême de la respiration ; expectoration de cra-
« chats fortement striés de sang. Douleur très-vive au côté droit de la
« poitrine. — Fièvre intense, réponses lentes. — Le malade ne fournit que
« des renseignements incomplets sur son état. L'auscultation de la poitrine
« permet de constater l'existence d'un souffle rude dans les 2/3 inférieurs du
« poumon droit ; 40 respirations par minute. — A dix heures, on prescrit une
« saignée de 300 gr., mais qui n'est pas faite, le pouls étant devenu dépressible.
« On se rappelle alors que le malade a fait de fréquentes apparitions à l'infirmerie
« pour des accès de fièvre intermittente.... La veille, il s'était plaint à
« l'infirmier d'éprouver les prodrômes d'un accès de fièvre... Pr : sulfate
« de quinine 1 gr. en solution ; sinapismes aux extrémités ; pommade quinée
« aux aisselles. A onze heures, le pouls se relève, bat 124 fois. — A midi,
« pouls à 120, sans dureté ; un peu de *moiteur* à la peau ; l'intelligence devient
« plus nette ; respiration plus facile ; même aspect des crachats. Pr : lavement
« quinine 0, 75 centig. — A midi et demi le pouls est irrégulier, à 104, peu
« developpé ; bourdonnements d'oreilles, assoupissement.

« A deux heures, l'assoupissement continue, mais le pouls a repris sa
« régularité ; 112 pulsations ; il s'est relevé, sans dureté. Langue humide.
« 40 respirations par minute. Le souffle persiste. A quatres heures, sueurs
« profuses, pouls régulier à 108. Langue humide ; assoupissement moindre ;
« 38 respirations. La douleur de côté persiste, les crachats renferment moins
« dè sang ; ils sont d'un jaune foncé. »

« A 8 heures, même état, un peu de torpeur habituelle. »

« 28 février. — Nuit assez bonne, intelligence nette, pouls régulier à 96,
« douleur de côté moindre ; souffle moins rude, mêlé de râles sonores.
« Expectoration à peine striée ; un peu de surdité ; 34 respirations. La langue
« est humide. Le malade accuse des envies fréquentes d'uriner. Sulfate de
« quïnine, 1 gr. en solution à prendre en deux fois. *Sero.* — L'intelligence
« est nette ; pouls à 80 ; plus de bruit de souffle : râles sonores ; toux peu
« fréquente ; 28 respirations. Le malade est brisé de fatigue. Pr : Kermès
« 0,40 centig. en potion. »

« 29 février. — La douleur de côté a reparu dans la nuit. On constate un
« peu de souffle, mêlé de râles sous-crépitants aux deux temps de la respira-
« tion, dans les 2/3 inférieurs du poumon droit. Crachats rouillés, pouls
« à 96. Pr : Sulfate de quinine 1,50 centig. à prendre en trois fois.

« *Sero.* — Pouls à 84 ; le souffle est à peine marqué, mêlé de râles sous-
« crépitants en bas et de râles sonores en haut. Bourdonnement d'oreilles. —
« faiblesse très-grande. — Rémission. Pr : potion avec 2 gr. Extr. Kina. »

« 1er mars, — Le malade a dormi une grande partie de la nuit ; à 3 heures
« du matin, la douleur de côté a reparu avec frissons, puis chaleur à la peau.

« Au moment de la visite, la peau est moite, le pouls régulier, à 88, mais la
« douleur de côté persiste. Expectoration de crachats briquetés. — Souffle
« à droite; râles sonores dans toute la poitrine, des deux côtés. — Brisement
« des membres. — Pr : Sulfate de quinine, 1 gramme.

. « Le malade est dirigé sur l'hôpital . . . .

« Le 2 mars, on prescrit l'émétique à doses contro-stimulantes ; on signale
« une grande dépression de forces. Le soir, la peau est moite ; le pouls plus
« développé : Sulfate de quinine 0, 50 centig.

« Le 3 et le 4, le malade est dans un état alarmant ; on administre le
« kermès et les toniques.

« Le 5 mars, amélioration soudaine qui monte franchement.

« Le 9 mars, on est obligé de revenir au sulfate de quinine. On l'administre
« pendant 6 jours, à la dose de 1 gramme d'abord puis en décroissant. Le
« malade rentre à bord, le 14 avril, complétement rétabli. »

Observation Ire *de M. Armaingaud.* — « Le 12 septembre 1868, je suis appelé
auprès du nommé P..., âgé de 40 ans, d'un tempérament lymphatique, d'une
bonne constitution, n'ayant jamais été atteint jusqu'à ce jour que par quelques accès de fièvre intermittente, comme presque tous les habitants de ce
pays marécageux, accès promptement enrayés par les préparations quiniques.
Son dernier accès date de quatre ans. La veille au soir, un violent frisson
l'avait surpris au milieu de son travail et il s'était mis au lit avec la fièvre et
une gêne notable de la respiration.

« Le lendemain matin, je le trouve avec une dyspnée intense ; le pouls,
plein, d'une force considérable, bat 118 fois ; impulsion exagérée du cœur ;
toux pénible, mais peu fréquente, suivie de l'expectoration de rares crachats
blanchâtres, nacrés et écumeux. Douleur sous-mammaire très-intense à droite ;
pommettes d'un rouge vif ; submatité à droite et en arrière ; à l'auscultation,
on entend des râles crépitants à droite, quelques râles sibilants à gauche.
Je prescris 2 grammes de kermès dans une potion. — Le soir, cinq heures,
légère amélioration ; pouls à 110 ; sueur abondante survenue depuis une
heure environ. Continuer la potion.

« Le lendemain, neuf heures, tous les symptômes ont disparu ; plus de
douleur sous-mammaire ; pouls à 70 ; aucun des symptômes thoraciques
(toux, matité, râles crépitants) n'existe. Je changeai alors mon diagnostic en
celui de fièvre intermittente avec détermination pulmonaire et je prescrivis
2 grammes de sulfate de quinine.

« Le troisième jour, j'appris que l'absence de la fièvre et de tous les autres
symptômes avait continué pendant toute la journée de la veille, à tel point
que le malade, se croyant guéri, était allé se promener dans les champs ;

mais que vers onze heures du soir la fièvre, la toux, la dyspnée, avaient apparu de nouveau. Le pouls est à 118, la matité s'est étendue à tout le côté gauche ; les crachats sont devenus sanguinolents ; ni tuméfaction, ni douleur à la pression dans la région splénique. — Le soir, vers sept heures, le malade est en sueur ; les symptômes de la fluxion pulmonaire persistent avec la même intensité. Je prescris 1 gramme de sulfate de quinine, quoique l'accès ne soit pas terminé.

« Comme l'avant-veille, tous les symptômes, le quatrième jour, ont complétement disparu ; à peine un peu de submatité ; plus de râles crépitants, de crachats sanglants, de fièvre. Je prescris 2 grammes de sulfate de quinine.

« Le lendemain et les jours suivants, ni la fièvre, ni aucun des autres symptômes n'a plus reparu. »

Observation II. (du même). — « G..., 28 ans, d'un tempérament lymphatique, d'une assez bonne constitution, habite sur les bords du marais Saint-Louis. Antécédents : deux accès de fièvre intermittente dans son enfance et une fièvre typhoïde il y a quelques années. »

« Le 5 août 1869, il est pris tout à coup d'une douleur sous-mammaire gauche, et en même temps d'un frisson violent suivi de sensation de chaleur intense et de dyspnée. Le soir, je constate une dyspnée intense ; douleur sous-mammaire ; le pouls à 116, est plein et fort ; crachats légèrement striés de sang : matité dans toute la partie gauche du thorax, surtout en arrière ; râle crépitant sec, très-net et très distinct pendant l'inspiration ; pommettes colorées. Je prescris : teinture de digitale, gouttes n° 25 dans une potion.

« Le lendemain, je constate que tous les symptômes de la veille ont disparu ; on perçoit seulement quelques râles sibilants disséminés. Je prescris de suite 2 grammes de sulfate de quinine. — Le soir, sept heures, même état d'apyrexie ; aucun symptôme thoracique.

« Le troisième jour, au matin, je trouve le malade avec la fièvre et j'apprends que vers huit heures du matin tout l'appareil symptomatique a reparu. Le malade ayant des vomissements, le sel de quinine est administré en lavements (3 grammes en deux fois). Vésicatoire morphiné sur la région épigastrique. — Le soir, mêmes symptômes, mais moins intenses. Le sel de quinine a produit une surdité complète.

« Le quatrième jour, tous les symptômes ont disparu depuis le milieu de la nuit ; plus de dyspnée, pouls 68 ; plus de matité ; quelques râles sibilants disséminés ; quelques crachats muqueux ; pas de toux.

« Le sulfate de quinine est renouvelé ; à partir de ce jour, rien n'a plus reparu. »

Ainsi, brusque apparition de la fièvre, crachats sanguinolents ou sanglants avant les premières vingt-quatre heures ; dyspnée intense, élévation du pouls et de la température, râles crépitants ou sibilants, matité, tels sont les symptômes reconnus chez ces malades dès la première visite. Remarquons que chez le malade de M. Cras, il y avait du souffle dès le lendemain matin du début de l'affection. — Le second jour, rémission complète, absence de tous les symptômes graves de la veille. — Le troisième jour l'état redevient ce qu'il était le premier ; le souffle ou les râles, les crachats ont apparu de nouveau et la scène se termine par des sueurs abondantes. — Le quatrième jour enfin, l'état est satisfaisant ; les symptômes ont complétement disparu pour ne plus revenir. Les malades ont guéri après un traitement par le sulfate de quinine administré chaque jour à des doses qui ont varié entre 1,50 et 3 grammes.

Telle n'est pas l'évolution de la pneunomie franche. Outre qu'elle passe par trois phases bien distinctes (engouement, hépatisation rouge, hépatisation grise), jamais elle ne se fait remarquer par des rémissions aussi caractérisées ni aussi longues que celles dont nous avons parlé. Le pouls, la respiration, la température subissent des oscillations, il est vrai, mais progressives et en rapport avec la lésion pulmonaire. Les symptômes n'ont pas ce caractère fugace constaté par les auteurs que nous avons mentionnés. Enfin le retour à la santé chez le pneumonique n'a pas lieu tout d'un coup après un accès ; une vraie pneumonie n'est pas guérie le quatrième jour.

Disons aussi que tous les malades ainsi affectés ou avaient eu antérieurement des atteintes de fièvre intermittente, ou se trouvaient dans des conditions d'impaludisme. Enfin, et sans nous prévaloir de l'axiome : « *Naturam morborum ostendunt curationes*, » nous ferons observer que le poumon se congestionne facilement, — qu'entre les symptômes décrits dans les observations précitées et ceux assignés par les auteurs à la congestion pulmonaire, il y a une grande analogie.

Aussi, ne nous répugne-t-il pas de croire que ces prétendues pneumonies ne sont que des manifestations paludéennes, l'influence paludéenne pouvant développer sur le poumon des accidents congestifs, comme sur le foie et la rate.

Cette question a été diversement jugée. Grisollé, dans son *Traité de la pneumonie* (1864) et dans son *Traité de pathologie interne*, (tome 1er, p. 391), admet une pneumonie intermittente ; Saillard se range à cette opinion, ainsi que Constant. Mais Andral (*Pathologie générale*), Hardy et Béhier (*Path. interne*, tome 2e, 2e partie, p. 830), Jaccoud (*Clinique de Graves ;* traduction. T. 1er, p. 471, note), sont d'un avis contraire, ainsi que les auteurs du *Compendium* (article *Intermittence*). Selon M. Armaingaud, « ni les faits, ni l'état de

« nos connaissances théoriques en physiologie pathologique ne permettent
« d'établir une conclusion définitive. »

Et plus loin, posant la question de savoir si les symptômes que nous avons
résumés, doivent être rapportés « à une fluxion simple ou à une fluxion ana-
« logue à celle qui précède certaines formes d'apoplexie pulmonaire, » le
même auteur déclare « qu'il est difficile de juger..., qu'il faut laisser ouverte
« cette question. » (*Loco citato*, p. 20).

Relativement à ce point, nous ajouterons une considération à celles déjà
présentées : l'analogie de ces pseudo-pneumonies avec les accès réguliers
des fièvres intermittentes. En effet, chez les malades cités, les trois stades
froid, chaleur, sueur ont existé. Notons que chez le canonnier de marine, il
y a eu une réelle fièvre intermittente pernicieuse, dont on a eu peine à
triompher la médication quinique. Aussi, croyons-nous que ces faits militent
en faveur de notre opinion.

Les malades qui font l'objet de ces réflexions, avaient eu, disons-nous, des
antécédents paludéens, ou étaient sous l'influence de l'impaludisme ; mais
aucun d'eux n'était arrivé à cet état cachectique que produisent les affections
maremmatiques. Aussi, avons-nous été surpris de lire dans le *Traité des
fièvres intermittentes* de M. le profess. Colin. (Paris, 1870, p. 305), les lignes
suivantes :

« Un de nos collègues les plus distingués de l'armée d'Afrique, M. le doc-
« teur Frison, a publié un mémoire fort intéressant sur la *fièvre rémittente
« pneumonique,* indiquant que.... dans cette affection la pneumonie est une
« affection secondaire, deutéropathique, causée par l'élément fièvre, qu'elle
« n'est, en un mot, qu'une forme morbide suscitée par la fièvre intermit-
« tente. Nous ne le pensons pas ; ces accidents frappent surtout les individus
« atteints de cachexie avancée.......

« Nous croyons donc, avec M. Catteloup, que le miasme paludéen n'est
« pas l'élément prédominant dans l'étiologie de ces pneumonies, que cet
« élément ne les développe pas d'emblée, mais qu'il intervient dans l'évolu-
« tion de la maladie pour lui donner un cachet de gravité extrême.... »

L'opinion que nous avons formulée sur les accidents pneumoniques
comme manifestation paludéenne et que nous regrettons de ne pouvoir sanc-
tionner par des observations personnelles, est aussi celle de M. le D⁣ʳ Ferrus,
médecin militaire qui a observé en Afrique (*Bull. acad. de médec.*, tome 9ᵉ,
p. 1046), ce genre d'affection.

Non-seulement la pneumonie (variété intermittente), a été admise, mais
quelques auteurs en ont décrit les signes propres à la différencier de la
pneumonie franche. Nous reproduisons ces signes d'après MM. Constant et
Gordon :

1° Début : Frisson, en général beaucoup plus intense et de plus longue durée ;

Point de côté presque constant, au niveau du mamelon et toujours en avant, coïncidant avec le frisson ;

Céphalalgie apparaissant presque aussitôt, quelquefois même plus tôt que le frisson ;

2° Après frisson, réaction fébrile ordinairement très-intense et faisant place à une sueur très-abondante ;

3° Pouls large, mou, dépressible, ondulant, mais aussi fréquent que dans la pneumonie franche ;

4° Toux sèche au début, s'accompagne bientôt d'une expectoration, tantôt jaune safran clair, tantôt sanguinolente, qui n'a de particulier que son abondance. Jamais l'expectoration n'est purulente ou couleur jus de pruneaux ;

5° Par l'auscultation, on voit l'affection passer avec rapidité du premier au second degré ;

6° Au premier degré, le râle crépitant est humide. Il envahit de grandes surfaces ;

7° La pneumonie intermittente a principalement pour siége le lobe inférieur et la partie postérieure des poumons ;

8° Elle règne en été et en automne, tandis que la pneumonie franche s'observe principalement l'hiver et le printemps ;

9° La pneumonie intermittente attaque tous les âges indistinctement. (D' Constant : *Bull. thérap.*, 1852, p. 481.)

1° Absence de chaleur à la peau qui est quelquefois sèche, d'autres fois moite ou couverte de transpiration avec coloration jaunâtre ;

2° Toux courte, fréquente, non aussi pénible ni douloureuse que dans la pneumonie franche ;

3° Absence de toute expectoration qui n'est ni visqueuse ni tenace ;

4° Rareté du point de côté ;

5° Absence de fièvre vive ; pouls fréquent, mais toujours faible et légèrement saccadé ;

6° Jamais de râle crépitant, mais de la faiblesse du murmure respiratoire avec conservation du caractère vésiculaire, d'autres fois avec respiration tubaire, toujours avec matité. (D' Gordon, *Dublin Journ.*, 1856).

Selon M. Armaingaud, « les signes qui permettent de différencier, dès le « début, une pneumonie commençante d'une fièvre pernicieuse avec fluxion « pulmonaire, ne sont pas assez précis pour qu'on puisse s'y confier. » (*Loco citato*, p. 23 et 24).

« Tous les jours, dit Monneret (*Arch. génér. de médecine.* Janvier 1860), le « praticien hésite en présence des congestions pulmonaires de la fièvre « typhoïde, et des hypérémies qui se montrent si fréquemment dans le foie,

« la rate et les autres viscères chez les sujets atteints de fièvre continue ou
« intermittente.

« Comme les pneumonies scorbutique et alcoolique, dit Colin, celles de
« la cachexie palustre sont remarquables par le peu d'intensité du frisson
« initial et de la douleur ; l'expectoration est moins visqueuse, et le râle cré-
« pitant moins sec que dans la pneumonie franche ; la réaction est si faible
« que souvent la dyspnée et la coloration d'une pommette sont les premiers
« phénomènes qui attirent l'attention du médecin. » (*Loco citato*, p. 307).

D'après Catteloup, cité par Colin, en Algérie, c'est en novembre, décembre, janvier et mars, après la saison des fièvres, que ces pneumonies sont
les plus fréquentes.

PHLEGMASIES DES MEMBRANES MUQUEUSES.

Relatons plusieurs faits de *diarrhée chronique* traités avec succès par le
sulfate de quinine.

Tel est le cas rapporté par M. Ferrand (*Bulletin de thérap.*, tome 77e) d'un
homme de 42 ans qui n'avait jamais eu de fièvre intermittente. Devenu, en
1865, zouave pontifical, il contracta en 1868 à Rome, une diarrhée intense,
survenue d'emblée et sans fièvre intermittente véritable. Le traitement classique de cette phlegmasie fut prescrit, mais sans succès, tant à Rome, qu'à
Lyon et à Paris, par M. Ferrand lui-même. La diarrhée persistait et le malade s'affaiblissait chaque jour. Ce fut alors que M. Ferrand soupçonna
quelque affection de nature miasmatique et institua un traitement par le
sulfate de quinine après quinze jours d'essais infructueux. « Au bout de
« vingt et un jours, à dater de son retour à Paris, le malade se levait, mais
« était encore un peu faible. La guérison ne s'est pas démentie. »

Une observation analogue, due à M. le Dr Jules Simon (*Mém. de la Société
médicale des hôpitaux*, 2e série, tome 6e, 1869), médecin des hôpitaux, mérite-
rait d'être reproduite en entier. Nous n'en résumerons que les traits principaux :

Mme X..., née dans l'Amérique du sud, a eu des fièvres intermittentes.
Depuis vingt ans atteinte de diarrhée, elle reçut des médecins du pays, qui
ne purent la guérir, le conseil de changer de climat et vint en Europe. Pendant la traversée qui fut heureuse, il y eut un répit de la maladie. Mais, à
peine arrivée à Paris, Mme X... vit revenir la diarrhée. Du 25 décembre 1861,
au 22 janvier suivant, toutes les prescriptions imaginables furent faites sans
succès aucun. A cette dernière date même, les symptômes alarmants se
montrèrent, et, le 14 février, la malade se mourait. M. le professeur Tardieu

fut appelé, et, en désespoir de cause, on se décida à prescrire 50 centigram. de sulfate de quinine associé à 30 grammes de sirop de morphine. Dès le lendemain, les symptômes perdaient de leur gravité et, fin mars, la malade était guérie.

De nouveau, la diarrhée reparut vers la fin d'avril ; la médication quinique produisit les mêmes effets heureux.

En août 1862, rechute nouvelle à la suite d'une indigestion. On essaya tout d'abord des médicaments usités en pareil cas ; mais force fut de recourir au sel de quinine qui, seul et tout d'un coup, enraya les accidents.

Depuis cette époque, Mme X... a eu une ou deux rechutes par an, en 1864, 1865, 1866, 1867 et 1868, lesquelles ne cédèrent qu'au sel de quinine.

Dans ce cas, comme dans le fait précédent, et avec l'auteur de l'observation, nous ne voyons qu'une manifestation palustre, assez grave d'ailleurs pour avoir menacé, à un moment donné, de compromettre l'existence. Comme chez le malade de M. Ferrand, le sulfate de quinine a été héroïque. Telle n'est pas toutefois l'opinion de M. Colin pour qui « la dysenterie n'est « pas une affection palustre, bien qu'ayant certains foyers communs avec « la malaria.... Elle naît sous l'influence de conditions toutes différentes ; « mais, rencontrant des organismes affaiblis par la malaria, elle les prend « de préférence... (p. 303). »

A ces faits, M. le docteur Jules Simon en ajoute d'autres, observés par lui et publiés dans une « Note pour servir à l'histoire de quelques diarrhées spécifiques. » (*Archives générales de méd.*, 1870, p. 180 et 471).

Le premier est celui d'un homme âgée de 67 ans, glaisier de son état depuis l'âge de 14 ans, en traitement dans le service de M. le professeur Lasègue, pour une diarrhée chronique datant de cinq mois environ, que ne soigna pas le malade pendant quatre mois et demi et qui fut traitée pendant trois semaines par les opiacés et les astringents. Malgré toutes les médications, ce malade continuait d'avoir quatre ou cinq garde-robes par jour, et rien ne faisait prévoir une guérison prochaine. Le sulfate de quinine fut administré, à titre d'expérience, à la dose de 1 gram. et la diarrhée s'arrêta tout net. Le lendemain, même prescription ; la diarrhée ne reparut pas et cependant ce malade n'avait jamais eu ni fièvre intermittente, ni congestion du foie, ni de la rate.

X..., âgé de 35 ans, Français d'origine, établi à l'Ile Maurice depuis l'âge de 20 ans, contracte en 1867 une fièvre intermittente d'une violence extrême, avec diarrhée, d'abord bilieuse, puis sanglante. Au bout d'un mois, les accès diminuèrent, mais la diarrhée persista. Après une traversée périlleuse, le malade revient en Europe, dans son pays natal, en mai 1868. A cette époque, M. Simon l'observe ; accès de fièvre très-violents entre lesquels apparaît une diarrhée abondante, s'accompagnant à chaque garde-robe de flux de sang abondant; chute complète du rectum. — Juin et juillet se passent sans amélioration et le malade vient à Paris. Alors sa faiblesse est extrême; la physionomie empreinte des caractères de la cachexie palustre; la diarrhée, le flux sanguin persistent; le foie et la rate sont augmentés; pas d'ascite. — Les opiacés et les astringents furent sans effet. On prescrivit alors le sel de quinine à la dose de 0,80 et le malade guérit.—Mais une rechute survint dans le mois de novembre, sous l'influence d'écarts de régime et de la cessation du sulfate de quinine. Le traitement fut repris et en quinze jours la guérison arriva. Toutefois, pendant tout l'hiver, le sulfate de quinine fut continué, pour assurer la guérison. La chute du rectum disparut, petit à petit, en six mois.

Dans deux autres circonstances, l'auteur a observé des diarrhées aiguës d'origine palustre *marchant de front avec la fièvre intermittente*; l'une survenue chez un soldat, né en Savoie, et qui avait apparu une première fois en Crimée en 1855, puis récidivé en 1861 (service de M. le docteur Briquet), ainsi qu'en 1863. Les accidents diarrhéiques qui étaient liés à des accès de fièvre intermittente avaient une marche aiguë et guérirent rapidement par le sulfate de quinine.

Une femme venait, en 1869, de prendre possession d'un nouveau logement près du Champ-de-Mars à l'époque où l'on y faisait de nombreux terrassements. Tout d'abord, elle fut prise d'une diarrhée simple, mais fort abondante, accompagnée d'accès de fièvre, quotidiens, réguliers, mais inégaux dans leur durée. Admise dans le service de M. Potain elle fut traitée par les injections hypodermiques de sulfate de quinine et guérit complétement, en sept jours. Il n'y eut pas rechute pendant le séjour à l'hôpital.

Si le sulfate de quinine est un remède héroïque contre les diarrhées d'origine palustre, dit J. Simon, il est absolument sans action pour combattre les diarrhées chroniques des pays chauds qui reconnaissent un point de départ différent. Le flux diarrhéique, alors, a beau naître dans un pays à fièvres intermittentes, il perd tout droit au sulfate de quinine, n'émanant pas du même principe. — Toutefois, dans les cas obscurs, la médication quinique devra être tentée (1).

---

(1) M. le docteur A Fouquet, médecin à l'hospice des Incurables, à Vannes (*Bull. Ac. méd.* tome 8ᵉ, p. 1035) qui a observé la dysenterie au Mexique et en Espagne, à Brest et à Toulon, à Alger et en Portugal, pense que « la dysenterie n'est pas plus une inflammation que la colique produite par les sels de plomb. Il « attribue avec Broussais les ulcérations au contact des excréments putrides qui tuent la vitalité de la mem— « brane muqueuse.

« La dysenterie, dit cet auteur, est une névrose convulsive clonique, dans laquelle les plexus abdominaux « du grand sympathique, particulièrement les plexus hypogastriques, paraissent lésés……...

« La dysenterie, étant une névrose convulsive clonique, réclame un ordre de moyens doués d'une action « sédative et stimulante à la fois. »

« Quoi, qu'on ait dit il n'y a pas de *croup intermittent* » (Grisolle).

« Dans les cas de croup intermittent, il n'y a pas une intermittence; car,
« disent Hardy et Béhier, pendant la rémission, on voit persister la toux,
« l'aphonie et la plupart des symptômes principaux. » (Béhier et Hardy.
Path. int., t. 2°, p. 676).

Est-ce à la variété intermittente qu'appartiennent les faits consignés dans
les *Annales de la Société de médecine de Gand ?* Sur 15 enfants atteints de
croup et traités par le sulfate de quinine, le Dr Puls (*Ann. Soc. méd. Gand*;
Bull. thérap , t. 35°) n'aurait eu que trois insuccès et le Dr Willems (*Ann. Soc.
méd. Gand*, 1840; *Bull. thérap.*, t. 37°) cite trois guérisons. Dans tous ces cas
le sel de quinine fut administré en lavement à la dose de 0,49 à 0,50 cent.
uni à 10 ou 20 cent. de calomel, pour les enfants de deux à quatre ans, dans
les vingt-quatre heures. En lisant ces observations, nous demeurons con-
vaincu que l'affection observée par les auteurs désignés n'était pas le vrai
croup et que les rémissions signalées s'observent également dans l'angine
striduleuse, la coqueluche etc.... Disons aussi que dans les faits de Puls il
n'est question qu'une fois « d'une expectoration membraniforme » et qu'un
seul des enfants traités par Willems rendit, après plusieurs vomitifs, une
« fausse membrane arrondie, tenace, gris sale. » Ajoutons enfin que le sulfate de quinine nous paraît avoir eu une part bien faible dans ces cas, car
il ne fut administré chez ces malades que tardivement, et son emploi fut précédé de celui des antiphlogistiques, des vomitifs répétés, des résulvifs.
Dans la quatrième observation de Puls, le sulfate de quinine fut prescrit seul,
lequel, dit l'auteur, « à peine pris, diminua tout de suite la toux et en modifia
« le caractère. ».Chez plusieurs de ces malades, il y eut récidive à la suite de
l'exposition de l'enfant à un courant d'air. La guérison radicale se serait
opérée dans l'espace de six jours, malgré la gravité des symptômes observés
chez quelques malades pendant les accès.

Les considérations que nous venons de développer s'appliquent également
au fait cité par l'*Union médicale*, 1854, consigné dans les *Annales* et le *Bulletin
de la Société de médecine de Gand*, année 1854.

De ces faits qui nous paraissent devoir être dénommés : angine stridu-
euse, coqueluche, rapprochons ceux observés par le Dr Heffen (*Lo Sperimentale*, 1871, et *Répertoire médical*, 1872), qui, dans une épidémie très-grave
de coqueluche, a employé la médication quinique, ainsi que Binz l'a proposé
dans les « *Annales des maladies de l'enfance.* » La dose oscille suivant l'âge
(de trois semaines à huit ans) et suivant l'intensité de la maladie , entre un
décigramme et un gramme par jour; ce praticien aurait eu un résultat émi-

n'emment favorable dans tous les cas. Sur un enfant de trois ans, qui refusait tout remède, il a réussi en donnant en trois jours neuf lavements contenant deux grammes de quinine.

A côté des phlegmasies des membrames muqueuses, nous placerons le cas suivant de *Sialorrhée*, observé par M. le docteur Hervieux et communiqué par lui à la *Société médicale des hôpitaux* pendant l'année 1856.

Il s'agit d'un homme de 35 ans qui avait eu précédemment deux attaques de rhumatisme. Le flux revenait chaque soir et durait jusqu'à deux heures du matin. Il n'y avait pas de fièvre ; au laryngoscope on ne découvrit aucune lésion des muqueuses. Vainement on eut recours au nitrate d'argent ; les symptômes s'aggravaient. La maladie durait depuis trois jours, lorsque, constatant le retour périodique de l'affection, M. Hervieux songea à la médication quinique. Soixante centigrammes de sulfate (en trois paquets à prendre à une heure d'intervalle) furent prescrits, qui amenèrent une nuit bonne avec sommeil. Dès le lendemain, dit l'auteur de l'observation, le flux avait disparu. La guérison s'est maintenue.

Ce serait ici le lieu de traiter de la *fièvre catarrhale*, sur laquelle nous reviendrons à l'occasion des septicémies affectant les membranes muqueuses.

PHLEGMASIES DES MEMBRANES SÉREUSES.

A M. Briquet revient le mérite d'avoir étudié et établi les règles de l'administration du sulfate de quinine dans le traitement du *rhumatisme articulaire*. Déjà précédé dans cette voie par M. Haygarth qui n'administrait l'alcaloïde du quinquina qu'à de très-faibles doses (de 4 à 6 décigr. pour les cas les plus communs ; de 15 à 24 décigr. pour les cas les plus rares), M. Briquet prescrit d'emblée des doses beaucoup plus élevées (4 à 5 gram. par jour) sauf à les réduire progressivement jusqu'à 1 gram.).

De ses recherches cliniques il résulte que le rhumatisme monoarticulaire est peu influencé par le sulfate de quinine, surtout lorsqu'il se déclare sur des constitutions pléthoriques. Faible est l'action de ce médicament, lorsque l'affection articulaire se complique de lésions de l'endocarde ou du péricarde un peu intenses. Quant aux troubles survenant du côté du tissu pulmonaire ou dans la plèvre, ils ne sont pas enrayés par la médication quinique non plus que les arthrites d'origine blennorrhagique. C'est chez les individus lymphatiques, dans les cas où le rhumatisme est polyarticulaire et excessive+ ment mobile, que le sulfate de quinine agira promptement et avec efficacité.

Administré dans ces conditions, il modifie puissamment les phénomènes, la marche et la durée du rhumatisme articulaire aigu. Agissant comme calmant, ce médicament provoque le sommeil; les douleurs si vives et propres au rhumatisme sont diminuées; les raptus fluxionnaires qui s'établissent sur les articulations sont entravés; la fièvre tombe; les complications cardiaques, si elles ne sont pas intenses, éprouvent une amélioration très-notable. Cette médication conviendra aux sujets débilités, chez lesquels elle rétablira l'appétit et préviendra l'anémie rhumatismale.

Mais, et de l'aveu de M. Briquet, si les signes d'une phlegmasie aiguë des enveloppes du cœur sont prononcés, la médication quinique sera au moins insuffisante, et si surtout le malade est pléthorique, il faudra avoir recours aux antiphlogistiques, aux évacuations sanguines. L'alcaloïde ne pourra également être donné à dose élevée lorsque des accidents surviendront du côté du tissu pulmonaire, de la plèvre, ou qu'il se manifestera des symptômes de méningite ou d'encéphalite. Nous avons étudié, en effet, dans la seconde partie de cette étude, l'action sur l'encéphale des hautes doses de sulfate de quinine. Qu'il y ait phlegmasie gastro-intestinale, que la muqueuse des reins ou de la vessie soit irritée, la présence du sel de quinine dans les sécrétions de ces membranes pouvant devenir une nouvelle cause d'irritation, on devra le proscrire. — Telles sont les indications et contre-indications du traitement du rhumatisme articulaire par le sulfate de quinine.

Comment agit le sel de quinine? Est-il, comme le pourraient faire croire les considérations ci-dessus développées, est-il, dis-je, tout à la fois, hyposthénisant, antipyrétique, antiphlogistique, tonique? Ces douleurs si vives du rhumatisme articulaire aigu qui privent le malade de tout sommeil et produisent, même chez l'individu antérieurement robuste, une si prompte et si profonde anémie par la fièvre qu'elles entretiennent, sont connues de tous. Celles-ci calmées, le malade éprouve du bien-être, se sent mieux; la fièvre apaisée, la phlogose articulaire diminuée, les fonctions animales tendent à revenir; l'esprit du malade est meilleur, l'appétit revient. Avec M. Andral, que nous avons cité déjà, nous croyons à la vertu hyposthénisante du sulfate de quinine, « engourdissant la douleur. » ·

Pour M. Briquet, « il est certain que le sulfate de quinine agit sur le rhu- « matisme en ralentissant la circulation et en attaquant la phlegmasie. » Mais à cette action il en ajoute une autre. « Il se produit » selon cet auteur,

« une sédation de l'encéphale, analogue à celle que développent les opiacés
« dans les maladies douloureuses, et enfin, le rhumatisme étant une maladie
« qui, à l'exemple des affections intermittentes, procède par des raptus, il
« est évident que le sulfate de quinine attaque le système nerveux, de ma-
« nière à le mettre, comme il le fait dans les maladies intermittentes, hors
« d'état de conduire les actions morbides qui constituent ces raptus. »

Double, le premier, employa le sulfate de quinine contre le rhumatisme
chronique. Mais, selon M. Briquet, cette médication ne peut être efficace,
que dans les cas où le rhumatisme chronique éprouve une exacerbation qui le fait passer à l'état aigu. Si l'affection conserve encore quelque
mobilité sans phénomènes locaux inflammatoires, l'action du sel de quinine
sera moins puissante ; mais si elle est fixe, et qu'il y ait tuméfaction avec
induration des parties tuméfiées, le sulfate ne fera que diminuer la douleur.
Encore devra-t-on, pour obtenir cet effet, administrer le sel à des doses
assez élevées. C'est ainsi que M. Briquet faisait prendre à ses malades de
2 à 3 gram. de sulfate de quinine par jour.

Dans ces dernières années, on a remis en honneur une variété de rhumatisme dont on retrouve la description dans Hippocrate. Je veux parler du
rhumatisme cérébral. Les considérations que nous avons développées précédemment sur l'action du sulfate de quinine sur l'encéphale sembleraient
établir les dangers de la médication quinique dans les cas de ce genre. Ainsi
il en a été et certains auteurs ont accusé l'alcaloïde du quinquina de produire, lorsqu'il est prescrit dans le cours d'un rhumatisme, des troubles
cérébraux. Sans établir une loi générale, M. Briquet ne nie cependant pas la
possibilité de la production de la méningite sous l'influence de l'administration du sulfate de quinine. Par des précautions convenables, dit-il, on
évitera cet accident grave, en observant la susceptibilité des malades et en
n'administrant jamais le sulfate de quinine que par fractions et sous forme
soluble.

Toutefois, quelques praticiens ont traité le rhumatisme cérébral par le sulfate de quinine et aux faits de guérison, ainsi obtenue, relatés dans le *Traité
du quinquina*, nous ajouterons les suivants extraits de la thèse de M. Adam.
(*Paris*, 1860, n° 94.)

Il s'agit d'un jeune homme de 24 ans, employé à la halle, malade depuis
sept jours lors de son entrée à l'hôpital. Le délire, qui coïncida avec une
diminution des douleurs articulaires, apparut dès le quatrième jour de la
maladie, et revint périodiquement toutes les nuits. Pendant neuf jours
consécutifs, le sel de quinine fut prescrit (de 1 gr. à 1 gr. 50 centig.); les

manifestations quiniques s'étant montrées, la dose fut portée à 50 centig., et continuée les jours suivants. Le malade guérit complétement.

Le second fait se rapporte à un cordonnier, âgé de 42 ans, atteint d'un rhumatisme articulaire généralisé avec fièvre intense. Le 7° jour de la maladie, se déclare tout à coup un violent délire « sans autre cause appréciable que l'administration du sulfate de quinine. » Le médicament est alors suspendu. Mais deux jours après, le gonflement articulaire ayant reparu, on le prescrit de nouveau et à la dose de 1gr. 50 centig., dose qui est continuée pendant cinq jours, puis graduellement diminuée pendant onze jours. A cette dernière date, la médication quinique est supprimée.

Cette observation ne nous paraît pas démontrer l'action nocive du sulfate de quinine. Si en effet, le délire est survenu sous l'influence de la dose de 2 gr. 50 centig. de sel de quinine, nous voyons que ce délire a disparu ou du moins ne s'est pas montré de nouveau après la reprise de la médication quinique à la dose de 1 gr. 50 continuée pendant plusieurs jours de suite.

Dans la dissertation inaugurale de M. Ardoin (*Strasbourg*, 1861) nous trouvons un fait analogue. Il s'agit d'une femme atteinte d'un rhumatisme qui fut traité par les évacuants et les émissions sanguines. Au bout de trois semaines de maladie, survint un accès de délire qui fut traité par la quinine et des vésicatoires à la nuque. La malade guérit complétement.

Nous avons vu M. Hérard, dans son service hospitalier, donner 1,75 à 2 gram. de sulfate de quinine par jour, dans le rhumatisme articulaire aigu. Lorsque l'affection est compliquée de lésions cardiaques et encéphaliques, ce praticien en augmente les doses, attendu que la phlegmasie qu'il s'agit de combattre, est, dans ces cas, beaucoup plus intense. Les succès obtenus sembleraient militer en faveur de ce traitement auquel il faut ajouter, en cas de rhumatisme cérébral, des ventouses sèches d'abord, puis des vésicatoires, à la nuque.

Depuis Torti, le quinquina et ses préparations ont été employés dans la thérapeutique de la *goutte* et aujourd'hui le sulfate de quinine entre dans la composition de formules prescrites contre cette affection bien différente du rhumatisme. « Il est constant, dit Briquet, qu'à l'aide de doses assez élevées « de quinine, on peut diminuer les accidents de la goutte et même arrêter « les attaques violentes de cette maladie.... Mais dans le traitement de la « goutte, le médecin ne doit pas se comporter comme dans celui du rhuma- « tisme. Toutefois cet auteur regarde l'emploi du quinquina contre la goutte « comme dangereux et comme ne devant pas être conseillé à titre de médi- « cation générale. »

Voici deux formules de M. N. Guéneau de Mussy contre la goutte et la migraine goutteuse :

1° R. Sulfate de quinine.... 1 gr. 50
Ext. de digitale...... 0 gr. 25
Semences de colchique 0 gr. 50

F. s. a. dix pilules — En prendre deux ou trois par jour.

2° R. Extrait de colchique.. 3 gr.
Sulfate de quinine.... 3 gr.
Poudre de digitale ... 1 gr. 50

F. s. a. trente pilules. — Prendre une de ces pilules chaque soir.

HÉMORRHAGIES.

Presque tous les faits d'hémorrhagies traités avec succès par le sulfate de quinine, que nous avons recueillis, ont été observés chez des individus ou ayant eu des fièvres intermittentes ou se trouvant sous la puissance de l'intoxication paludéenne.

Tel est le cas rapporté par M. Gintrac fils, de Bordeaux (*Journ. de méd. de Bordeaux*, mars 1848 et *Bulletin thérapeut.*, tome 34, p. 406), d'une *hémoptysie intermittente*, survenue chez un jeune homme de 23 ans., déjà atteint de fièvres intermittentes réfractaires, et qui guérit par l'association de l'extrait de quinquina, du sel de quinine et de l'opium. La prescription fut continuée à doses décroissantes même après la disparition de l'hémorrhagie. Le malade était fort, de bonne constitution ; les organes internes n'avaient présenté rien d'anormal ; la médication antiphlogistique avait échoué.

Le Dr Bourgeois, d'Étampes (*Union médicale*, 1856), cite deux cas de *fièvre gastrorrhagique intermittente pernicieuse*, « sans ulcération de l'estomac, » observées par lui, le premier sur une femme ayant eu un accès de fièvre intermittente tierce antérieurement et le second chez un homme très-sanguin. Les deux malades guérirent complétement par la médication quinique. M. Dufour, médecin à Saint-Sever (Landes), fut appelé pour visiter une petite fille de six ans qui, quinze jours auparavant, avait eu une *fièvre intermittente* en *double tierce*, dont elle avait guéri par le sulfate de quinine. Un mois au moins après cet accident, elle fut prise inopinément d'une *épistaxis* assez considérable, qui s'arrêta d'elle-même à l'entrée de la nuit et fut suivie d'un mouvement de fièvre très-prononcé. Deux jours après, retour de l'hémorrhagie qui a lieu, non par le nez, mais par la bouche. Ce fut alors que le Dr Dufour vit la malade qui portait de nombreuses pétéchies sur le thorax, l'abdomen et les bras, beaucoup plus larges que celles qu'on observe dans la fièvre typhoïde et de mauvaise nature. Il prescrivit le sulfate de quinine à la dose de 12 grains en six pilules et, quelques jours après, la malade était parfaitement rétablie (*Acad. de médec.*; *Correspondance manuscrite*, 10 janvier 1837).

Dans un cas d'hémorrhagie intermittente consécutive à une avulsion de dent et survenue le cinquième jour, M. Modoni (*Il Raccoglitore medico* et *Gaz. médicale*, juillet 1850), prenant en considération l'influence paludéenne qui régnait alors dans le pays, eut recours au sulfate de quinine associé à la poudre de seigle ergoté et au ratanhia.

Toutefois, nous devons mentionner trois observations du Dr Sandras (*Bull. thérap.*, tome 7e, p. 47), dans lesquelles l'élément paludéen ne saurait être invoqué.

Il s'agit : 1° D'une demoiselle de 44 ans, qui fut prise d'hémoptysies coïncidant avec des lésions graves de la respiration ; 2° d'une dame sujette à des congestions pulmonaires qu'amendaient des saignées de 120 à 180 grammes, et chez laquelle survinrent des hémoptysies intermittentes et périodiques, qui cédèrent au sulfate de quinine, comme chez la première ; 3° d'un jeune homme entré à l'Hôtel-Dieu dans le service de M. le Dr Bally, pour une épistaxis revenant tous les jours à la même heure.

M. le Dr Fourère, de Courson (*Gazette des Hôpitaux*, 1870, n° 69), dit avoir obtenu le même succès chez un homme de bonne constitution, non tuberculeux, cultivateur, âgé de 45 ans, qui n'avait jamais eu de fièvre intermittente. Un gramme de sel de quinine, répété trois fois, suffit pour guérir une hémoptysie dont il était atteint.

M. Bonnet, de Poitiers (*Union méd.* 1856, p. 447), cite un fait semblable qui guérit radicalement par l'administration de 4 gram. de sulfate de quinine.

Chez un jeune homme de 15 ans 1/2, que Leyroux avait soigné précédemment dans un des lycées de Paris, survinrent pendant les vacances, des hémoptysies intermittentes dont fut témoin le docteur Pellarin médecin de la famille (*Union méd.*, 1856, p. 557), et qui pendant quelque temps furent assez sérieuses. Le sulfate de quinine fut administré et la guérison eut lieu.

M. le docteur Desgranges, de Bordeaux (*Union médicale de la Gironde* 1860), rapporte avoir observé et guéri par le sulfate de quinine uni à la thridace, et en cinq jours, à une époque où il observait beaucoup d'affections à type intermittent, une fièvre quotidienne hémoptoïque survenue chez un homme de 28 ans.

Fantonetti (*Gaz. méd. de Paris* 1841, p. 387), rapporte deux cas de pneumorrhagie arrêtés par le sulfate de quinine à la dose de 4 gram. L'un de ces malades était un homme de 30 ans, chez lequel l'hémoptysie revenait tous les soirs et durait une heure.—L'autre était une femme de 26 ans, nouvellement accouchée, offrant, outre une hémorrhagie intermittente, des symptômes d'apparence inflammatoire que ne guérirent pas les émissions sanguine.

Le sulfate de quinine peut-il arrêter les hémorrhagies utérines? A l'appu de cette assertion, Rich (*Charleston med. Journal and Review, mars* **1861**), rapporte plusieurs observations d'hémorrhagies utérines profuses qui avaient été inutilement combattues par tous les moyens connus et contre lesquelles le sulfate de quinine fut administré avec succès.

Si d'un côté, nous voyons le sulfate de quinine employé pour arrêter certaines hémorrhagies utérines, nous trouvons aussi des auteurs qui l'ont recommandé pour rétablir et favoriser la menstruation.

Ainsi, dans le *Bull. de thérap.* (tome 38ᵉ, p. 80), nous lisons que « le sulfate « de quinine a des propriétés emménagogues. Cette congestion que le sel « de quinine, à haute dose, détermine vers l'utérus, pourrait être utilisée « dans le traitement des aménorrhées non symptomatiques. »

M. Tilt (*The Lancet*, février 1851), aurait vu ses tentatives pour arriver à ce résultat couronnées de succès. C'est à faible dose et dans l'intervalle des périodes menstruelles, pour préparer l'organe à remplir convenablement ses fonctions.

« M. le docteur Cochran (*Prag. Vierteljahreschr*; *Union médicale* 1859, p. 23), a démontré, par un grand nombre d'observations que le quinquina et les sels de quinine exercent une influence spécifique sur l'activité de l'utérus. Administrés quelque temps avant l'époque des règles, ils accélèrent leur apparition et les rendent plus abondantes. Lorsqu'elles ont été arrêtées par un refroidissement ou par une cause autre, ils les font revenir ; si bien que, dans beaucoup de cas d'aménorrhée ou de suppression des menstrues, où l'emploi des toniques est indiqué et où l'on ordonne le sel de quinine et le fer, ces substances paraissent agir non-seulement sur l'organisme en général, mais même directement sur l'utérus. Cochran trouve la raison de cette action directe dans ce fait que le sulfate de quinine, employé à haute dose, rend le sang moins riche en fibrine, et par suite moins facilement coagulable. Il pense que ce médicament, même lorsqu'on ne veut obtenir qu'un effet apyrétique, est, au contraire, contre-indiqué dans la grossesse, surtout chez les personnes délicates et chez qui l'avortement a tendance à se reproduire. »

« Dans les cas d'une hématémèse périodique et non supplémentaire, « disent MM. Béhier et Hardy (*Path. int.* 1659, tome 3ᵉ, p. 357), on pourrait. « avec avantage, administrer le sulfate de quinine. »

« Selon Grisolle (*Path. int.* tome 1ᵉʳ, p. 663), on administrera les antipério- « diques, toutes les fois que l'hémorrhagie, se produisant avec un type « régulier, constituera une des espèces des fièvres larvées le plus rarement « observées. »

Terminons cette revue sur l'emploi du sulfate de quinine, dans les cas d'hémorrhagies, par les conclusions d'un mémoire de M. le prof. Bouisson de Montpellier (*Bull. thérap.* 1854, p. 12 et 102), sur les hémorrhagies périodiques qui se développent à la suite des opérations chirurgicales :

« 1° Il existe, à la suite des opérations, une variété d'hémorrhagies
« intermittente ou périodique ;

« 2° Elle est sous la dépendance d'une cause interne, ou de l'affection qui
« produit la fièvre intermittente ordinaire ;

« 3° L'hémorrhagie peut être considérée comme la crise de l'accès fébrile
« et comme se substituant à la période de sueur.

« 4° Elle peut exister avec les caractères de l'intermittence, mais sans
« phénomènes fébriles apparents, comme dans les fièvres dites larvées ;

« 5° Le traitement doit être principalement médical et les préparations de
« quinquina jouissent d'une incontestable efficacité pour en prévenir le
« retour. »

Nous trouvons dans le *Bulletin de Thérapeutique* (Tome 21e p. 79) la relation d'un cas de purpura simplex observé chez une enfant de six ans et revenant tous les soirs pendant la nuit.

« A peine trois jours se furent-ils écoulés depuis l'administration du
« sulfate de quinine que toutes les taches s'effacèrent sans que d'autres
« reparussent, comme cela avait lieu depuis plusieurs mois. Depuis lors,
« cette enfant jouit d'une santé parfaite. »

HYDROPISIES.

L'*anasarque*, commune à la suite de la rougeole, de la scarlatine, dont elle vient enrayer la convalescence, s'observe aussi après les fièvres paludéennes et alors on la rapporte communément aux altérations du foie et de la rate consécutives à ces fièvres.

« C'est une erreur d'appréciation, dit M. Besnier (*Dictionn. encyclopédique*,
« tome 4e, p. 177, article *Anasarque*). Le propre de l'hypertrophie du foie et
« de la rate est de produire l'ascite et non l'anasarque ; celle-ci, lorsqu'elle
« se développe, procède directement de l'intoxication paludéenne, alors
« surtout qu'elle a produit cet état d'anémie globulaire et albumineuse pro-
« pre à la période de cachexie ; lorsque les lésions du foie et de la rate s'ac-
« compagnent d'hydropisie généralisée, c'est qu'il existe en même temps,
« comme résultat ou comme coïncidence, une altération du liquide sanguin.
« Tout en rattachant l'anasarque paludéenne aux engorgements du foie et

« de la rate, Dance avait eu soin de faire remarquer que cette espèce d'ana-
« sarque n'est pas toujours liée à de semblables engorgements, et les faits
« réunis par Abeille le démontrent surabondamment.

« En 1857 (*Union médicale*), M. Aran avait tenté de rattacher à une conges-
« tion éphémère toute une catégorie d'anasarques aigües, mais les faits ras-
« semblés par lui ne sont pas de nature à modifier les idées émises, plus
« haut. »

Grisolle, Colin, Briquet ne parlent pas, dans leurs traités, de l'anasarque
paludéenne qui a été observée de nos jours et traitée, comme celle consécutive aux fièvres éruptives, par la médication quinique.

Dans 47 cas d'anasarque scarlatineuse, le docteur Hamburger (1), employa
le sulfate de quinine et obtint dans 44 cas une amélioration immédiate ou
dans l'espace de quelques jours. Dans trois cas, le médicament fut sans effet
aucun. — Selon l'auteur, c'est dans la forme chronique de l'hydropisie que
l'action de la quinine donne les meilleurs résultats et se manifeste le plus
rapidement, — La dose est de 1/2 à 2 grains, deux fois par jour, pour les enfants, et de 3 à 4 grains pour les adultes.

Les effets observés sont : « Diminution des symptômes fébriles de la pé-
« riode subaigüe, — augmentation de la sécrétion urinaire qui devient plus
« claire, — résorption des liquides épanchés, — voire même résolution d'ab-
« cès déjà formés, — retour des forces et de l'appétit, — diminution de l'albu-
« mine. Toutefois, l'urine continue à être albumineuse pendant quelques
« temps, mais cela ne fait pas obstacle au progrès de la convalescence. »
Lorsque l'anasarque persiste, il faut cesser le médicament.

Dans un mémoire lu à la Société académique de Nantes, M. Anizon
(*Gazette hebdom.*, tome 6e, p. 98), cite trois guérisons d'albuminurie scarlatineuse obtenues par le sulfate de quinine.

Dans trois cas d'hydropisie consécutive à des fièvres intermittentes, M. le
docteur Dassil (*Bullet. thér.*, tome 16e), aurait constaté l'utilité et une réelle
efficacité du sulfate de quinine.

Cette médication est d'ailleurs recommandée, dans les cas dont nous
parlons, par M. Michel Lévy (*Gazette médic. de Paris*, 1840, p. 342), et par
M. le docteur del Bobba (*La Sperimentale*, 1869 ; *Bull. thérap.*, 1869, p. 567).
Celui-ci estime le quinquina très-utile, aussi bien dans l'anasarque accompagnée d'albuminurie que dans l'anasarque due simplement à l'hydrémie.

« Sans nier absolument l'efficacité du sulfate de quinine, on est forcé de
« reconnaître, dit M. Forget (*Bull. thérap.*, tome 35e, p. 151), que l'anasarque
« se produit souvent pendant son administration et qu'elle persiste malgré

(1) *In Prag. Vierteljahreschrift*, 186' ; — *Bull. th rap.*, tome 61e et *Gaz des Hôpitaux*, 1861.

« ce remède. — Lorsque l'infiltration est générale, le remède le plus efficace
« lui paraît être l'extrait de quinquina et non pas le sel de quinine. » A
l'appui de cette conviction, l'auteur cite six observations tirées de sa clinique
hospitalière.

Selon M. le professeur Forget, l'anasarque paludéenne appartient à la classe
des hydropisies par cause humorale, aux cachexies ; — elle se distingue de
celle consécutive à l'anémie, la chlorose, le scorbut... en ce qu'elle se montre
chez des individus vigoureux, dans des cas de fièvre récente, et. qu'elle
manque souvent chez les sujets anémiques et dans des cas de fièvre intermittente ancienne, avec ou sans obstruction viscérale. Cette anasarque survit
à la fièvre, lui succède quelquefois, se produit pendant l'administration du
fébrifuge, résiste au sulfate de quinine, est avantageusement combattue par
des moyens impuissants contre les autres suffusions séreuses.

Des conclusions du professeur de Strasbourg, rapprochons le fait observé
par M. Blache à l'hôpital Cochin (*Bull. de thérap.*, tome 33°, p. 310), et qui
se termina rapidement par la mort. Il s'agit d'un homme de 46 ans, robuste,
qui avait eu, à plusieurs reprises, des atteintes de fièvre intermittente.
Depuis son dernier accès, il s'était considérablement amaigri, sa face avait
pâli ; les jambes et le ventre s'étaient œdématiés. Lors de son entrée à
l'hôpital, on constate ces symptômes ; le pouls est petit, faible ; on reconnaît
que la rate est très-volumineuse et le foie un peu hypertrophié. Dans le
poumon, râle sous-crépitant assez étendu ; dans le péricarde, épanchement,
bruits du cœur profonds, sans souffle. — L'oppression continua et le malade
mourut quelques jours après.

A l'autopsie, on trouva de l'œdème du poumon, du liquide intra-péricar-
dique. Le cœur était décoloré, flasque, sans lésion valvulaire ni des orifices.
Foie un peu développé, sans altération apparente ; poids de la rate supérieur
à celui du foie.

Le fer et la quinine, selon M. Blache, empêchent le développement de tels
désordres.

Aux faits d'anasarque précédemment cités, ajoutons un cas de sclérodermie
observé par le docteur Heusinger, de Marburg (*Archiv für patholog. Anatomie*
et *Gazette hebdom.*; 1865), et traité par le sulfate de quinine et l'opium com-
binés, à doses croissantes qui ne dépassèrent cependant jamais 0,05 d'opium
et 0,40 de sel de quinine. Le traitement, commencé en juillet 1863, fut pour-
suivi jusque dans les premiers mois de 1864. Au mois d'octobre 1864, la guérison était complète. — Y a-t-il eu réellement effet curatif par le sulfate
de quinine, ou bien la guérison n'a-t-elle été que spontanée ?

MALADIES DES ORGANES DE LA VISION.

Le sulfate de quinine a été également appliqué à la thérapeutique des affections oculaires.

Se basant sur les expériences de Binz qui ont montré que la quinine arrête les mouvements amiboïdes des corpuscules blancs, M. Nagel, en 1869, a eu l'idée d'utiliser cette propriété dans diverses affections de la conjonctive et de la cornée en application directe sur la conjonctive.

Le Dr Gintio Flarer (*Giorn. d'oftalm.* Italie, 1870 et *Gaz. hebd.* 1871, n° 9), a constaté une action évidente du chlorhydrate de quinine dans le catarrhe chronique de la conjonctive, dans les kératites phlycténulaires, pustuleuses et dans les inflammations suppuratives de la cornée ainsi que dans les cas d'opacité, non inflammatoires, dans l'albugo.

Dans le *Bulletin thérapeutique*, t. 80° p. 213, nous trouvons une étude de M. le professeur Fonssagrives sur le caractère névralgique de la photophobie qui complique certaines ophthalmies et de ses recherches cliniques, conclut que « le sulfate de quinine exerce une action incontestablement utile dans « la photophobie douloureuse qui complique les diverses ophthalmies ; il « l'enraye d'une manière complète ou du moins en diminue tellement la « violence, que son utilité ne peut être mise en doute.

« Toutes les ophthalmies dans lesquelles l'élément douleur domine « indiquent l'usage de la quinine ; mais elle est surtout utile dans l'ophthal- « mie phlycténulaire et dans l'iritis syphilitique, surtout quand, dans cette « dernière, la douleur revêt la forme d'accès.

L'ophthalmie phlycténulaire des enfants, principalement des enfants stru- « meux, est celle dans laquelle l'efficacité du sulfate de quinine apparaît de « la manière la plus évidente. »

M. le Dr Mourson (*Gaz. des Hôpitaux*, 1861) présentait à la *Société de médecine pratique* de Paris (1861), le fait d'un capitaine qui, en Afrique, avait été atteint de fièvres intermittentes et d'une ophthalmie grave, traitées avec succès par le sulfate ne quinine.

Il fut admis, au Val-de-Grâce, dans le service de M. le Dr Mourson pour une ophthalmie avec ulcération de la cornée. Tout d'abord on employa, sans succès, les antiphlogistiques, et il fallut recourir au sulfate de quinine à la dose de 0,50 qui fut continuée à dose progressive, même après la guérison, pendant six jours.

Le Dr Goffin, médecin militaire belge (*Arch. médic. belges*, 1861 et *Bull. thérap.* t. 60°), observa chez un officier, qui avait été atteint l'année précédente de fièvre paludéenne, une ophthalmie rémittente à accès quotidiens.

On administra de suite le sel de quinine, et le deuxième jour les accès avaient cessé, alors que de un gramme la dose du sel avait été portée à deux grammes. Des accidents quiniques s'étant manifestés, on suspendit le médicament et on prescrivit des lavements camphrés opiacés. Tout disparut.

A l'exemple de Makensie, M. Al. Quadri (*Ann. d'oculistique*, 1855) a employé le sulfate de quinine dans des cas où les remèdes usuels sont restés sans action, mais auparavant, il applique des sangsues, prescrit un ou plusieurs purgatifs ; c'est seulement lorsque la photophobie persiste, qu'il a recours à la quinine.

M. de Graefe, cité par Jamain (*Manuel de Path. externe*, t. 2ᵉ p. 211) aurait administré avec succès le sulfate de quinine dans des cas d'amaurose par altération du sang.

Dans un cas d'iralgie consécutive à une opération de cataracte et compliquée de névralgie sus-orbitaire, avec douleurs atroces qui se renouvelaient par accès de deux heures en deux heures, M. le Dʳ Bourget St-Hilaire (*Gaz. Médic.* de Paris, 1836,) employa, mais en vain, le traitement anti-phlogistique. Alors on eut recours à la médication quinique par la voie endermique, mais des accidents étant survenus (priapisme, constipation opiniâtre) il eut l'idée de faire aspirer le médicament mélangé à du tabac.

Un enfant de 10 à 12 ans qui avait fait une chute sur le sourcil, éprouvait tous les soirs, à l'heure correspondant à celle de l'accident, des douleurs telles qu'il tombait en syncope (?). -Par le sulfate de quinine continué pendant cinq à six jours, les symptômes disparurent complétement (Observations de M. St-Amand, de Meaux, *Gaz. Médic.* 1847).

Dans trois faits d'ophthalmie intermittente, observés par M. le Dʳ Mazade, (*Gaz. Médic.* 1849), et confirmant les opinions de Van-Swieten, Hoffmann, Stoerck, etc., ce médecin a constaté l'existence d'une névralgie, laquelle, dit-il, précédait l'affection oculaire, et fut combattue heureusement par le sel de quinine.

MM. Duprez, Molitor et Bouvier (*Archiv. méd. belges*, 1870) citent des cas analogues guéris par la même médication.

Dans un cas d'iritis intermittente revenant tous les soirs, M. Quadri (*Gaz. Médicale*, 1836) administra avec succès 20 grains (1 gramme) de sulfate de quinine dans les 24 heures.

Un enfant de 4 ans 1/2 à 5 ans fut présenté à M. Nonat (*Gaz. des Hôpitaux*, 1851) qui avait été atteint en Afrique de fièvre intermittente. Peu après son retour en France, la fièvre reparut, sous la forme tierce et accompagnée de strabisme. La fièvre guérit par le sulfate de quinine ; mais le strabisme se reproduisait à des intervalles réguliers et périodiques. Le sel de quinine fut prescrit de nouveau pendant une semaine ; au bout de ce temps tout avait cessé et les phénomènes de strabisme ne se renouvelèrent plus.

MALADIES DES VOIES URINAIRES.

Le sulfate de quinine a une action spéciale sur l'appareil urinaire, selon Rubini, cité par Briquet (*loco citato*, p. 229).

M. le docteur Ségalas posant devant la Socțété médico-chirurgicale de Paris la question de l'utilité du sulfate de quinine dans la thérapeutique des maladies des voies urinaires, conclut d'observations personnelles, que la plus grande réserve devait être recommandée dans l'administration de ce médicament chez les personnes prédisposées aux affections des voies urinaires, et, à plus forte raison, chez celles qui en sont affectées, même lorsqu'il y a accès de fièvre intermittente. La majorité des membres présents ne partagea pas l'opinion de ce médecin distingué.

Toutefois nous avons trouvé dans les annales de la science, le récit d'accidents qui ont été attribuées au sulfate de quinine.

Tel est le fait, observé par MM. Brun et Dieulafoy (*Bullet. thérapeut.*, tome 53ᵉ), chez un malade qui fut atteint de rétention d'urine six heures après avoir pris en deux jours 2 gr., 50 centig, de sulfate de quinine. On ne put vider la vessie que vingt-deux heures après le début des accidents.

M. le docteur Méandre-Dassit (*Bullet. thérapeut.* tome 15ᵉ page 248) impute au sulfate de quinine deux cas d'ischurie complète observés chez un malade atteint de fièvre intermittente pernicieuse (service de M. le docteur Broussonnet, à Montpellier), l'autre dans le service de M. le professeur Piorry. Dans sa pratique, ce médecin aurait rencontré quatre cas analogues.

Faginoli, cité par Briquet (*Loco citato*, p. 229), a relaté le fait d'un enfant qui était pris de douleurs dans l'urèthre et rendait quelques gouttes de sang toutes les fois qu'il prenait du sulfate de quinine.

Legroux et Monneret, en Europe ; Duchassaing, à la Guadeloupe, ont observé des rétentions d'urine et des hématuries produites par le sulfate de quinine. M. Briquet fait remarquer avec raison que les hématuries sont communes dans les pays chauds.

M. le docteur Briquet, qui a souvent prescrit l'alcaloïde du quinquina, a vu une fois la rétention d'urine et des douleurs pendant la miction chez un rhumatisant qui prenait 4 grammes de sel de quinine par jour, et une fois, une cystite avec fièvre vive chez un vieillard affecté de cystite chronique ; chez huit de ses malades atteints de fièvre typhoïde et traités par le sulfate de quinine à haute dose et qui ont succombé, trois fois la vessie fut trouvée, à l'autopsie, très injectée. Sur six autres malades atteints de maladies diverses, soumis par M. Briquet à la médication quinique, deux fois la muqueuse vésicale s'est montrée finement injectée.

Aux faits précédents, ajoutons le suivant observé par M. le docteur Cachère (*Bull. thérap.*, tome 80e p. 424), emprunté au journal de médecine de la Nouvelle-Orléans (octobre 1869).

Il s'agit d'un enfant de 13 ans, atteint de fièvre, auquel les parents donnèrent de la quinine en deux occasions. Chaque fois l'administration du médicament fut suivie d'une hémorrhagie par la muqueuse urinaire.

Appelé pour voir l'enfant, M. Cachère prescrivit, contre les avis de la mère, 10 grains de sulfate de quinine divisés en trois doses. Le médicamment devait être suspendu si une nouvelle hémorrhagie se produisait. Une heure après la troisième dose, survint une abondante hématurie qui fit suspendre tout à fait le sel de quinine.

Ayant quitté la localité, le petit malade consulta un autre médecin qui prescrivit le sulfate de quinine, et cette fois encore l'administration du médicament fut suivie d'hémorrhagie du même genre, laquelle se produisit sous l'influence non pas du sulfate de quinine, mais d'une décoction de quina et de serpentaire de Virginie, que le père s'était imaginé de donner à son enfant. M. le docteur Cachère dit, à cette occasion, avoir observé tout récemment et dans les mêmes conditions, des accidents semblables chez un enfant de sept ans.

A ces faits auxquels on pourrait, peut-être avec raison, objecter le *post hoc ergo propter hoc*, nous pouvons opposer quelques faits insérés dans les recueils périodiques, dans lesquels réussit la médication par le sulfate de quinine.

A la Société médicale de Besançon, M. le Dr Bruchon (*Bull. thérap.*, tome 53e, p. 26), rapportait le fait d'un homme âgé de 24 ans, qui avait eu antérieurement des névralgies intermittentes, puis, en 1854, des douleurs quasi-néphrétiques.

L'année suivante, cet homme fut pris de douleurs dans la verge et l'urèthre, revenant par accès irréguliers de jour et de nuit; pas de douleur pendant la miction ; aucun dépôt dans les urines.

On diagnostiqua une névrose du nerf honteux interne, une uréthralgie ; le sulfate de quinine fut prescrit à la dose de 8 décigrammes avant l'accès. Le médicament fut continué pendant trois jours ; le malade guérit complétement.

M. le Dr Serres, de Dax (*Bull. thérap.*, tome 53e, p. 418), dit avoir guéri par le sulfate de quinine quatre cas de dysurie (observ. nos 1, 2, 3, 4 de son mémoire), et six rétentions d'urine, dont l'une chez un enfant nouveau-né (observ. n° 5), tandis que l'autre avait été préalablement traitée, sans succès, par les antiphlogistiques et le cathétérisme.

Les doses les plus fortes de sulfate de quinine employé ont été de 2 gram. chez un homme de 60 ans (obs. n° 6) et de 4 gram. chez un homme âgé de 55 ans (obs. n° 9).

« Chantourelle (Briquet. *loco citato*, p. 230) aurait, par ce moyen, guéri une
« cystite chronique, consécutive à une opération de lithotritie ; Gimelle et
« Emery, des blennorrhagiés, en associant le quinquina au baume de copahu.

« Dans trois cas de cystite catarrhale chronique d'intensité moyenne,
« Briquet a obtenu, par le sulfate de quinine, une guérison complète et deux
« améliorations très-prononcées. Dans les écoulements uréthraux chroni-
« ques et difficiles à guérir, on tirera de bons effets de cette médication.

« Toutefois, dit-il, je conseille de n'employer ce médicament que chez des
« sujets jeunes, de constitution bonne et dans les cas où la phlegmasie n'a
« qu'une intensité qui permette de tenter la guérison par voie d'inflamma-
« tion substitutive. »

Le premier, Velpeau, dans ses leçons cliniques, appela l'attention sur les phénomènes fébriles intermittents qui se développent dans le cours des maladies des organes génito-urinaires, ou à la suite d'opérations pratiquées sur l'urèthre et sur la vessie.

Ses recherches furent continuées et, dans leurs dissertations inaugurales, soutenues à la Faculté de Paris, les docteurs Perdrigeon (1853), Hornbostel (1859), Mauvais (1860), de Saint-Germain (1861), établirent l'efficacité du traitement quinique contre ces accidents.

Chez un homme atteint de calcul vésical et qui fut opéré par le docteur Cazenave, de Bordeaux (*Société médic. de Bordeaux*, octobre 1856), des symptômes de ce genre apparurent qui furent traités par le sulfate de quinine. Le malade mourut et à l'autopsie on trouva la vessie parfaitement saine.

Longtemps, M. Ricord (*Bull. thérap.*, tome 47ᵉ, p. 274), a refusé à la médication quinique quelque valeur contre les accidents fébriles dont nous parlons. Aujourd'hui, il ne pratique plus sur l'urèthre une seule opération un peu délicate, sans administrer à l'avance chez ses malades, pendant trois ou quatre jours, le sulfate de quinine à des doses assez élevées.

Lorsqu'il l'ordonne comme préventif, la dose, pour les personnes n'ayant jamais éprouvé les atteintes de l'impaludisme, varie de 0,40 à 0,50, et pour les personnes âgées, de 0,70 à 0,80 centigrammes.

M. R. Leroy, d'Étiolles, ne pratique jamais une incision uréthrale sans donner, dès la veille, du sulfate de quinine.

Quand un malade, atteint de calcul vésical, devant subir la lithotritie, aura éprouvé récemment des douleurs dans la région des reins, quand l'exploration aura été suivie d'accès, précédés de frisson, on doit espacer beaucoup les séances d'opération, les faire aussi courtes que possible ; administrer le sulfate de quinine la veille et le continuer le jour même. (*Lecture faite à la Société de médecine de la Seine, le 18 mars 1864.*)

GROSSESSE.

Nous avons vu l'emploi du sulfate de quinine comme emménagogue. Ce sel peut-il provoquer l'avortement ?

M. le professeur Rayer, proscrivait le sulfate de quinine pendant la grossesse.

M. Petitjean (Briquet, *loco citato*, p. 231), médecin à Sauvé, pays où les affections paludéennes sont très-fréquentes, dit que l'emploi de la quinine a toujours provoqué l'avortement.

Dans une étude sur la valeur des divers modes de traitement de la fièvre typhoïde par M. le Dr Vogt, de Berne, et inséré dans le *Bull. de thérap.*, tome 58e, p. 434), nous lisons que deux malades atteintes de cette affection et traitées par le sulfate de quinine, avortèrent : l'une, 24 heures ; l'autre, trois jours après le développement des bruits quiniques.

Nous ferons remarquer à cette occasion que la généralité des femmes enceintes sont sous l'imminence de l'avortement lorsque durant leur grossesse, survient une phlegmasie quelconque, alors même que le sulfate de quinine n'entre pas dans le traitement.

Dans une séance de la Société de médecine de Knighstown (*British Med. Journ.* et *Medic.-chirurgische Monatschrift*, 1861), le Dr Cochran rapporte un cas d'inertie complète de l'utérus, combattue avec succès par 10 grains (0,50) de sel de quinine. A l'occasion de la discussion, le Dr Canada considère la quinine à haute dose comme le moyen le plus certain d'exciter les contractions utérines ; le Dr John Lewis dit prescrire heureusement l'alcaloïde du quinquina toutes les fois qu'il constate de la rigidité au col utérin, une peau sèche et un pouls dur. A l'alcaloïde, il associe les ventouses sèches sur la région sacrée et des pédiluves chauds.

Le Dr Warren ne connaît pas de moyen plus certain de provoquer l'avortement que le sulfate de quinine à haute dose.

Le docteur Alamo, de Loria del Rio, n'a eu à déplorer aucun cas d'avortement, bien qu'il ait fréquemment employé le sel, à la dose de 6 décigr. à 1 gram. par jour.

La fièvre intermittente, dit Antoine Petit (*Traité des mal. des fem. enceintes*) fait toujours avorter. — Lautter, qui a pu observer dans le Luxembourg en une épidémie de fièvre intermittente, sévissant surtout sur les femmes enceintes, a constaté l'efficacité du sulfate de quinine.

Marotte, cite le fait d'une femme atteinte d'une perte abondante qui se manifestait avec plus d'intensité chaque jour, à la même heure et qui fut suivie d'avortement. Bien que la délivrance eût été complète, l'hémorrhagie continua et ne céda qu'au sulfate de quinine.

Dans des cas d'avortement *prochain*, chez des femmes enceintes, Ebrard, de Bourg-en-Bresse, eut recours avec succès au sulfate de quinine.

Selon M. Monteverdi, médecin italien (*la Nuova Liguria medica*; *Gaz. méd. de Paris*, 1872), le sulfate de quinine serait doué de propriétés abortives, et, sous ce rapport, « serait préférable au seigle ergoté, parce qu'il n'exerce « aucun effet nuisible sur la mère et sur l'enfant, que son action est très-sûre, « que les contractions qu'elle provoque ont un caractère régulier et naturel, « enfin, parce qu'il est sans danger à quelque période de la grossesse qu'on « l'administre. La dose de 0,20 environ, conviendrait le mieux pour effectuer « l'expulsion du fœtus et du placenta. »

De là à défendre l'usage du sel quinique dans les cas de grossesse se compliquant d'affection où on l'administre habituellement, il n'y avait qu'un pas. Aussi ne sommes-nous pas étonné de voir ce médecin indiquer « les dangers qu'il peut y avoir » en de telles circonstances. Enfin, M. Monteverdi dit que la quinine est contre-indiquée, d'une manière générale dans les affections hystériques.

Dans un cas de rigidité du col, M. le docteur Lewis A. Soyre (*The American Practitionner*; *Revue médico-chirurgicale*, 1872, n° 2), cite un cas où il dut pratiquer l'accouchement prématuré au huitième mois à cause d'une déformation du bassin. Pour provoquer les contractions, il employa le sel de quinine auquel il rapporte son succès. Mais, l'auteur avoue que d'autres moyens avaient été employés avant le sel de quinine. Quels étaient-ils? A cette médication antérieure ne peut-on pas rapporter les effets attribués à la quinine?

Ces doctrines ne sont pas celles des praticiens français et ne sont pas enseignées dans les cliniques d'accouchement de l'Ecole de Paris.

D'ailleurs, on n'a pas vu en France, que les femmes habitant des pays marécageux et où règnent les affections paludéennes, aient une prédisposition à l'avortement. Le docteur Alamo de Madrid (*Gazeta de Madrid*, 1846), ainsi que le professeur Delmas de Montpellier (*Cité par Briquet*, et le docteur Thazet de Rochefort (Gard) (*Bull. de thérap.*, tome 30e, p. 458), qui ont observé dans les mêmes conditions que Petitjean, nient formellement les propriétés abortives du sulfate de quinine. Pour ce dernier, l'état de grossesse a toujours été, dans sa pratique de 33 ans, un motif de plus pour administrer le sulfate le plus tôt possible, regardant le frisson et surtout les vomissements comme une cause bien capable de déterminer l'avortement.

Le docteur Agostimacchio (*Il Filiatre Sebezio et Gaz. méd.* 1853), cite quatre faits semblables où le sulfate fut prescrit et n'amena pas l'avortement.

Une femme de 30 ans, bien portante, enceinte de huit mois, était atteinte de fièvre intermittente épidémique et on craignait un avortement. Le docteur Gabarello (*El Telegraf* et *Union médic.* 1848), reconnaissant l'affection paludéenne et tous les signes d'un travail imminent, prescrivit le sulfate et les accès furent coupés. La malade avait repris ses occupations journalières depuis huit jours lorsqu'elle accoucha.

Selon le docteur del Bobba, le quinquina n'expose à aucun danger la femme en état de grossesse (*Lo Spérimentale* 1869, *fasc. VIII ; Bull. thérap.*, 1869, p. 567).

Telle est aussi l'opinion de M. Hervieux, médecin de la Maternité, qui citait à la Société médicale du deuxième arrondissement de Paris le fait suivant :

« Une femme jeune prit à Arcachon une fièvre intermittente dont on essaya
« vainement de la débarrasser sur les lieux où elle avait été contractée. Ce
« fut seulement après son son retour à Paris, que la fièvre put être coupée.
« Au printemps suivant, cette dame fut reprise de nouveaux accès, alors
« qu'elle était grosse de 6 à 7 mois. M. Hervieux prescrivit le sulfate de qui-
« nine à la dose de 0,30, puis de 0,40. Au bout de quinze jours, des douleurs
« utérines survinrent; mais au lieu de suspendre le médicament, M. Hervieux
« en porta la dose à 0,60; les douleurs disparurent, la fièvre fût coupée et
« cette dame accoucha à terme d'un enfant peu développé, circonstance qu'on
« doit attribuer à l'influence de la maladie. » (*Union médicale*, 1857, p. 612).

Nous devons à l'obligeance de notre ami le Dr Navarro, l'observation suivante d'un cas d'*alcoolisme* avec *névralgie frontale consécutive*, à type intermittent et où l'emploi du sulfate de quinine eut d'heureux résultats.

« B..., âgé de 38 ans, marchand de vin, ne se grisant pas mais buvant assez souvent des liqueurs alcooliques avec ses pratiques, fut pris, au mois de février 1872, d'une douleur frontale, laquelle s'étendait à la tempe droite ; cette douleur était continue. Elle persista une quinzaine de jours. Un médecin appelé, croyant à un embarras gastrique, ordonna de l'émétique. — Dès le lendemain, le malade tomba dans un état de stupeur très-marqué ; avec troubles de l'intelligence et de la vue ; parole lente, légère, perte de la mémoire, *sub-delirium*, ne reconnaissant pas les personnes qui l'approchaient.

Globes oculaires injectés, inégalité pupillaire. — Le côté gauche du corps, surtout le bras, présentait un affaiblissement de sa force musculaire. Le mal de tête continuait avec tant de violence que le malade ne pouvait pas s'asseoir. Hébétude de la physionomie. Pas de tremblement, si ce n'est dans la langue où on observait un léger tremblement fibrillaire. Pouls à 60.

« Cet état s'aggrava de plus en plus. M. le professeur Sée, appelé en consultation, confirma le diagnostic *alcoolisme*.

« *Traitement.* — Carbonate d'ammoniaque, lavement de camomille avec iodure de potassium. Nourriture ; vin.

« Le malade s'améliora de plus en plus, et le 1ᵉʳ avril tous les phénomènes avaient disparu si ce n'est une grande faiblesse des membres inférieurs ; lenteur de la parole et oubli de certains mots et pas toujours les mêmes. Le mal de tête avait disparu.

« Vers le 15 avril, la névralgie frontale revient de nouveau, mais intermittente cette fois et gagnant l'oreille droite. A 6 heures du soir, la névralgie débutait et aussitôt le malade hébété, tombait dans la stupeur, les troubles de la parole, de la mémoire et de la vue se renouvelaient ; la faiblesse musculaire s'accentuait davantage, le tremblement fibrillaire de la langue qui avait tout à fait disparu se présentait de nouveau. Quelques jours pendant l'accès, le malade avait un léger délire. Le pouls ordinairement à 80 pulsations en dehors des accès, retombait à 60 comme dans le moment le plus grave de la maladie. Tous ces phénomènes disparaissaient de 9 à 10 heures du soir, pour se reproduire de nouveau le lendemain à 6 heures du soir.

« Consulté par ce malade, je lui conseillai dès le premier jour 80 centigr. de sulfate de quinine (2 pilules, le matin, et 2 à 2 heures de l'après midi). Dès le troisième jour l'accès eut une heure de retard et fut beaucoup moins marqué. La douleur, jamais bien vive, devint sourde et moins agaçante pour le malade. Le quatrième jour, l'accès dura à peine une heure ; pas de stupeur, ni oubli de mots, ni délire, ni tremblement de la langue. Le pouls ne tombe qu'à 70 pulsations.

« Rien les cinquième et sixième jours. Le sulfate de quinine est continué à la dose de 0,60 centigr.

« Le septième jour, léger accès de douleur, mais très-léger, durant à peu près une demi-heure, et sans présenter l'ensemble de phénomènes des premiers jours.

« Le huitième et neuvième jours, 40 centigr. de sulfate de quinine. Les accès ne se reproduisirent plus ; le pouls revint à 75 et 80 pulsations et le malade partit pour Lyon le 24 mai parfaitement guéri.

« J'ai eu de ses nouvelles le 4 juin et la guérison se maintient. »

DES AFFECTIONS SEPTICÉMIQUES.

Des fièvres intermittentes. — Maladies phytozymotiques, c'est-à-dire ayant pour cause une fermentation exclusivement végétale, les fièvres intermittentes sont des septicémies endémiques non contagieuses, caractérisées par un mouvement fébrile, revenant par accès à des intervalles réguliers séparés entre eux par une période d'apyrexie plus ou moins complète.

C'est l'humus proprement dit qui fournit les éléments nécessaires à la genèse de ces fièvres qui, très-rares dans les contrées septentrionales, moins fréquentes et moins graves dans les zones tempérées, sont très-répandues dans les pays tropicaux. Les conditions de leur genèse sont toujours les mêmes. Partout où existeront des amas de matières organiques végétales en voie de putréfaction, partout où les terrains seront riches en détritus organiques, quelle que soit d'ailleurs la constitution géologique du sol qui ne paraît pas avoir une influence spéciale, si à ces conditions s'en joignent deux autres essentielles : l'humidité et la chaleur, les fièvres intermittentes prendront naissance. Le miasme peut provenir non-seulement des lacs, étangs, lagunes, canaux, surfaces d'eaux stagnantes, mais encore de marais souterrains (Jacquot ; Colin ; J. Cloquet : *Compt. rend. de l'Acad. des Sciences.* 1865), des marais salants (*Méhier*), des forêts non défrichées, par exemple celles de l'Amérique où les végétaux sont si enlacés que les rayons solaires sont interceptés, et que l'atmosphère saturée d'humidité ne peut se renouveler, tandis que la température s'élève considérablement. Ces ferments septiques de la fièvre intermittente se retrouveront également dans les terrains susceptibles de fournir une végétation luxuriante, lorsqu'ils seront livrés à la culture ou viendront à être défrichés (*Jacquot ; Bérenguier ; d'Armieux ; Valéry-Meunier ; Colin*). En Amérique, en Afrique, en Espagne où la culture est si fertile, il suffit qu'une température un peu élevée et certaines conditions météorologiques s'adjoignent à un sol essentiellement poreux et humide, pour que l'insalubrité y soit aussi funeste que s'il s'agissait d'un marais type. Telle est l'origine des fièvres dites de montagne (*Letona, Thèses de Paris*, 1872). L'insalubrité qu'on observe dans les ports maritimes, dans les villes, tient à l'agglomération d'immondices végétales et animales à laquelle vient se joindre la chaleur torride du climat.

La latitude influe beaucoup sur les fièvres intermittentes qui, dans les pays tropicaux, y revêtent des caractères de perniciosité évidente.

Quant à l'altitude, elle ne préserve que d'une manière relative et jamais d'une façon absolue.

Les saisons exercent aussi leur influence et les fièvres règnent surtout au moment où la végétation est en pleine activité et lors du passage d'une saison à une autre.

Les vents agissent comme transportant dans telle ou telle direction les miasmes qui, à la faveur de la chaleur, se sont élevés du sol et se répandent dans l'atmosphère. Citons, à cette occasion, un fait relatif à l'Observatoire de Washington situé sur une colline d'environ trois cents mètres de hauteur et à un demi-kilomètre du fleuve Potomac. Tout le personnel de l'Observatoire ayant pris la fièvre intermittente, on eut l'idée d'établir un double rideau d'arbres élevés autour de l'observatoire, dans l'espoir que les émanations miasmatiques du fleuve situé au pied de la colline viendraient s'y condenser.

L'expérience réussit complétement ; les habitants de l'Observatoire furent dorénavant à l'abri de la fièvre intermittente.

Des contrées, autrefois saines, sont devenues insalubres à la suite de défrichements, de déboisements.

La chaleur et l'humidité sont, avons-nous dit, deux conditions essentielles au développement du ferment fébrigène. Toutefois elles ne constituent pas l'agent toxique non plus que les gaz que renferme l'atmosphère située au-dessus d'un marais. En effet « ces gaz ont été aspirés, soit seuls, soit « unis à l'air, par plusieurs observateurs sans que ceux-ci en aient éprouvé « des accidents fâcheux (*Julia Fontana. Archiv. génér. de Médecine* 1823, p. 479). Jamais ces gaz n'ont produit la malaria.

Aujourd'hui on admet l'hypothèse d'exhalaisons provenant d'un sol renfermant une grande quantité de détritus végétaux en décomposition. Les faits observés sur les navires le *Priamus* et l'*Argo* (*Boudin*), les épidémies survenues en Italie (*Lancisi*) et dans les Flandres, dans des contrées où les habitants avaient l'habitude de rouir le lin dans des cours d'eau stagnante situés près des villes ; les expériences de Meirieu-de-Saint-Gilles (*Thèses de Montpellier*, 1829), avec de la rosée recueillie au mois d'août au-dessus d'un étang, faites sur lui-même et sur les animaux, viennent à l'appui de l'hypothèse d'un ferment végétal.

Des recherches d'Hammond, de Salisbury, de Schnitz, (de Zwickau), il semblerait résulter que les décompositions organiques dont nous avons parlé plus haut, ne sont qu'une cause médiate et secondaire des fièvres intermittentes. Selon quelques auteurs, ce serait une végétation spéciale, résultant de ces fermentations végétales, qui produirait réellement et directement l'intoxication fébrigène. « Cette hypothèse » dit Letona (*Op. cit.*) qui a été soutenue par Boudin « paraît devenir de jour en jour l'opinion la plus pro- « bable et la plus évidente. »

Introduit dans l'organisme par les voies respiratoires qui sont la principale voie d'absorption, par le tégument externe ou par la muqueuse gastro-intestinale, le miasme produit la fièvre qui peut être intermittente, rémittente ou pernicieuse. Disons toutefois, que des recherches entreprises sur la nature des fièvres palustres dans les différents pays du globe, il résulte que la périodicité n'est pas le type fondamental de l'intoxication palustre; « que « voyant d'une part des fièvres périodiques, complétement intermittentes, et, « d'autre part, sous l'influence de la même cause, des pyrexies d'une conti- « nuité absolue et complète, M. Boudin a établi admirablement leur identité « de nature, en donnant à ces dernières le nom de pseudo-continues » (*Colin. Op. cit.*; p. 131).

Les manifestations de l'intoxication palustre aiguë sont, d'après Colin, les suivantes :

1° La *fièvre rémittente et continue simple* pouvant revêtir deux formes : gastrique et bilieuse. Ses caractères cliniques sont : une allure inflammatoire, l'intensité des douleurs lombaires, épigastriques et céphaliques, l'anxiété de la respiration, la vultuosité de la face, l'injection de la conjonctive, l'absence fréquente de frisson initial, enfin l'absence des stades de froid avant les paroxysmes, et sa nature miasmatique.

2° Les *fièvres intermittentes simples* qui sont, en général, d'une fréquence bien plus considérable que les fièvres rémittentes et peuvent reparaître durant de longues années et plusieurs fois par an chez le malade qui en a subi une première atteinte. M. Bouchardat cite un cas de fièvre intermittente récidivant chaque année depuis 44 ans (*Gaz. de Paris*, 1848).

Ici se place le problème de l'intermittence qu'on a cherché à expliquer par les variations atmosphériques du soir et du matin (Roche), la chaleur solaire (Fauré), la position différente que tient l'homme dans l'attitude du corps pendant le jour et pendant la nuit, attitude qui de verticale devient horizontale (Bailly, de Blois), la congestion nocturne de la glande splénique, congestion suivie d'une déplétion diurne (Durand de Lunel).

Dans ces dernières années, on a voulu expliquer le type intermittent par la reproduction intermittente des générations successives des ferments animés. Pour Rostan (*Traité du diagnostic*, tome 2°), la cause de l'intermittence réside dans un système général de l'économie, probablement dans le système nerveux.

Le caractère des fièvres intermittentes est l'accès composé de trois stades: frisson, chaleur, sueur.

Toutefois, on a décrit, en se basant sur la périodicité, des affections particulières connues sous le nom de fièvres larvées. M. Colin range sous ce chef l'urticaire non fébrile, les névralgies dont les plus fréquentes sont celles de la cinquième paire (nerf trijumeau).

3° Les *fièvres pernicieuses* sont « des fièvres, soit continues, soit intermit- « tentes dont les manifestations habituelles sont accompagnées ou rempla- « cées par des accidents très-graves, souvent mortels. » (Colin)

Torti et Colin distinguent les fièvres pernicieuses en : *comitées*, caractérisées par l'apparition d'un symptôme grave et insolite; *solitaires* (sub-continues, et rémittentes pernicieuses d'aujourd'hui), qui n'ont de grave que la tendance du mouvement fébrile à l'activité et à la continuité.

Les fièvres pernicieuses peuvent revêtir des formes diverses, savoir :

1° la comateuse (apoplectique, soporeuse, léthargique); 2° la délirante; 3° la convulsive; 4° l'algide; 5° la cholérique; 6° l'ictérique (hémorrhagique); 7° la sudorale ou diaphorétique; 8° la cardialgique; 9° la syncopale; 10° la solitaire ou sub-continue estivale; 11° la solitaire ou sub-continue automnale. Les pernicieuses dysentérique et pneumonique ne sont pas admises par Colin, ainsi que nous l'avons dit en traitant des phlegmasies viscérales et des membranes muqueuses.

Dans son traité, M. le professeur Colin donne les caractères propres de chacune de ces variétés qu'il a pu observer en Italie, ainsi qu'en témoignent les nombreuses observations qu'il a publiées. Les écrits périodiques renferment un grand nombre de faits semblables ; et l'on voit que c'est toujours au sulfate de quinine que l'on a eu recours pour les combattre.

Nous avons pensé devoir entrer dans ces détails sur les fièvres intermittentes parce que le sulfate de quinine est le médicament le plus héroïque et le plus certain dans le plus grand nombre des cas. Il serait téméraire de tenter une autre médication, surtout alors que l'on se trouve en présence des fièvres intermittentes pernicieuses qui peuvent se présenter avec tous les symptômes des affections les plus diverses et les plus graves.

Non-seulement le sulfate de quinine est curatif, mais il a été proposé comme prophylactique. R.-V. Vivenot (*Wiener, Med. Jahrb*, 1869), a démontré que depuis l'usage journalier de la quinine, les équipages et les troupes auparavant décimées par la malaria ont vu leur état sanitaire s'améliorer extraordinairement. Il a demandé que dans les garnisons exposées à la malaria, on donnât chaque jour à jeun aux soldats 3 grains de sulfate de quinine dans une once de vin, de rhum ou d'eau-de-vie ; les économies d'hôpital devant couvrir largement les frais. Le ministère de la guerre d'Autriche fait distribuer à ses troupes de Pola, de Komora et de Peterwardein, sous le nom de « liqueur stomachique » 3 grains de sulfate de quinine dans une demi-once de rhum, par jour.

Aussi, comment agit le sulfate de quinine ? Introduit dans le sang, neutralise-t-il le miasme et s'oppose-t-il à la fermentation septique?

M. le professeur Hannon, de Bruxelles, dans une leçon sur un nouveau mode d'emploi de la quinine et de l'opium dans la fièvre intermittente s'exprime ainsi: les miasmes marécageux prostrent le système nerveux de la vie végétative et surexcitent consécutivement le système cérébro-spinal. L'opium, au contraire, prostre tout à la fois ces deux systèmes. Pris à certaine dose, il rend insensible à l'action des substances toxiques qui pourraient se rencontrer dans le sang. Par son action le miasme marécageux reste sans effet sur les centres nerveux qui ne perçoivent plus leur pernicieuse influence. Mais l'opium ne suffit pas pour guérir la fièvre. Il faudrait pour cela qu'il stimulât les fonctions végétatives. Or, il exerce sur elles une action sédative bien prononcée, et pour guérir, il faudrait un médicament qui stimulât ces fonctions. Ce médicament, nous le trouvons dans le sulfate de quinine.

Le sulfate de quinine, administré à la dose de 4 ou 5 grains, excite les fonctions du nerf sympathique. Ce nerf se distribue aux vaisseaux sanguins et aux viscères du ventre et de la poitrine.

Or, après l'administration du sulfate de quinine, tous les organes où ce nerf se rend sont excités et leurs fonctions de sécrétion augmentées. Qu'observe-t-on, en effet, dans le traitement de la fièvre intermittente? Au bout de quelques doses de quinine, les fonctions de sécrétion se rétablissent, tous les désordres fonctionnels disparaissent si la quinine est administrée convenablement. Mais comme le nerf sympathique communique avec la plupart des nerfs cérébraux, et surtout avec les nerfs spinaux, si les doses de quinine sont trop fortes, l'excitation du premier de ces nerfs se transmettra aux centres nerveux de la vie de relation, et la fièvre, loin de guérir, ne fera que s'aggraver. D'où il résulte, que dans le traitement des fièvres intermittentes, il sera, donné à trop forte dose, plutôt nuisible qu'utile, puisque venant en aide à l'action des miasmes, il ne fera qu'irriter davantage l'encéphale. A petites doses, au contraire (de 4 à 5 grains), il rétablit tout simplement les fonctions du sympathique sans réagir sur le cerveau et la moelle épinière.

L'opium et la quinine, administrés ainsi, agiront donc favorablement dans le traitement des fièvres miasmatiques. L'opium empêchera l'action irritante du miasme sur le cerveau par sa puissance sédative, il rendra le miasme inerte; le sulfate de quinine excitera le système sympathique, provoquera les sécrétions internes et favorisera l'élimination des miasmes. Il est donc de toute évidence que dans le traitement des fièvres intermittentes, il faudra, pour obtenir les meilleurs résultats, administrer simultanément l'opium et la quinine. (*Union Médicale* 1852, p. 1, 7 et 8.)

La fièvre jaune. — Comme les fièvres intermittente, rémittente et pernicieuse, la fièvre jaune est une septicémie essentiellement palustre ou phytozymotique. Naissant dans les mêmes conditions que les autres fièvres

palustres, elle est « le terme maximum, la forme foudroyante et suraiguë
« de l'intoxication. » (*Letona*)

Les analogies qui existent entre les fièvres périodiques et la fièvre jaune
sont frappantes, dit Chervin (*Bullet. Acad. de Médecine*; tome 7e p. 1138) et
« tous les signes différentiels qu'on a prétendu exister entre la fièvre jaune
« et les fièvres rémittentes bilieuses des pays chauds sont absolument
« sans réalité. »

Dans sa dissertation inaugurale, M. Letona (Paris 1872) admet comme
origine de la fièvre jaune une infection miasmatique locale, mais fait remarquer que « cette maladie reste bornée à certaines localités et ne se répand
« pas dans toutes les directions par l'émigration des malades. » Aussi il
accepte les conclusions du Conseil général de santé de Londres, de toutes
les autres commissions sanitaires anglaises, comme de celles d'autres pays,
« lesquelles ont presque toujours résolu par la négative les questions de la
« contagion de la fièvre jaune. »

Identique aux fièvres palustres dont elle constitue un genre dans sa nature,
dans ses causes, la fièvre jaune a été traitée par le sulfate de quinine
(*Chervin*; *Rufz*; *Mélier*; *Bullet. Acad. de Médecine*). Toutefois ce médicament
est loin d'être un spécifique « et ne compte pas de succès plus constants que
« les autres méthodes. » (*Tardieu*; *Path. interne.*)

Le choléra. — Aux faits relatés par M. Briquet (*Op. cit.*, p. 446), à l'appui
ou contre l'emploi du sulfate de quinine dans le traitement du *Choléra*, ajoutons ceux de Barbier, d'Amiens, qui, dans une lettre à l'Académie de médecine, propose le sel de quinine comme préservatif du choléra, et ceux de
Piedagnel (*Bull. thérap.*, tome 52e), qui dit avoir obtenu, pendant l'épidémie
de 1853-1854, par cette méthode, des résultats préventifs non douteux.

M. le Dr Morvan, de Paimpol (*Bull. thérap.*, tome 74e), aurait usé avec succès
de ce mode de traitement ; la dose du sel a été de 1,50 à 2 grammes dans les
cas de cholérine ou de diarrhée prémonitoire. Si l'accès est subit, il prescrit
de suite un vomitif, puis 2 grammes de sel de quinine *intus*. Si les vomissements sont incoërcibles, le médicament sera, dit-il, administré en injections
hypodermiques.

En Russie, M. Courtener (*Gazette médicale*, 1866) a employé, comme médicament prophylactique, dans la période d'incubation ou de prodrômes du
choléra, le bromate de quinine.

M. le Dr Barth (*Gaz. des Hopitaux*, 1866, et *Bull. Acad. médec.*, 1866), médecin cantonal à Boulay (Moselle), qui, ainsi que Barbier, considère le
choléra comme une fièvre palustre à type continu, devenant pernicieuse à
la période algide, affirme avoir obtenu de bons résultats de l'emploi du sulfate

de quinine (2 grammes) en potion dans les cas de choléra parvenu à la seconde période.

Voici sa formule :

> R. Sulfate de quinine . . . . 2 grammes.
> Eau de laurier-cerise.. 8 —
> Eau commune. . . . . 130 —
> Mêlez. — Une cuillérée à bouche toutes les deux heures.

Chez les individus affectés de vomissements incoercibles, le médicament doit être administré en lavement.

« Faisant découler les accidents de l'action des miasmes paludéens sur le « système nerveux, quelques médecins ont été conduits à donner le sulfate « de quinine soit en potion, soit en lavements contre le choléra asiatique. « Si ce médicament a réussi dans quelques cas, cela tient à ce que l'élément « paludéen s'était ajouté aux autres éléments morbides, et se trouvait mo- « difié par l'emploi du sulfate de quinine. » (*Nouveau Dictionnaire de médecine et chirurgie pratiques*, article *Choléra*.)

Cette assimilation trompeuse du choléra aux fièvres palustres contre laquelle s'élevait M. le Dr Hérard dans son rapport sur le prix Barbier (*Bull. Acad. de médec.*, 1871), est regrettable ; car, outre qu'elle repose sur un fait inexact, elle conduit à une fausse thérapeutique. Avec Briquet, nous pensons que dans la période algide du choléra, le sel de quinine ne peut que nuire par son action hyposthénisante, et lorsque la réaction commencera à apparaître, on devra craindre des congestions encéphaliques. Le sulfate de quinine à haute dose constitue une médication dangereuse. (*Op. cit.*, p. 447).

J'ai dit qu'il y avait danger, au point de vue thérapeutique, à assimiler le choléra à la fièvre intermittente pernicieuse. Sans remonter à leur origine et leur nature, ces deux affections présentent des symptômes distincts.

Ainsi, dans le frisson de la fièvre intermittente, l'abaissement de la température ne s'étend pas, comme cela a lieu dans le choléra, aux régions profondes, mais seulement aux régions superficielles du corps et éloignées du centre. La bouche, l'aisselle, le rectum, le vagin ne participent pas au refroidissement, mais, au contraire, s'échauffent comme les autres cavités splanchniques. Il n'en est pas ainsi dans le choléra.

« Aussi, quelle différence, dit Colin (*Op. cit.*, p. 249), entre le malade qui « *tremble la fièvre* et celui qui est atteint de pernicieuse algide ; autant le pre- « mier exprime et ressent vivement son angoisse et ses souffrances, autant « le second semble indifférent à ce refroidissement périphérique qui, chez « lui, cependant, est absolu et aussi considérable que dans le choléra. »

La fièvre pernicieuse cholérique, selon le même auteur, a pour caractère plus spécial pour elle que pour toutes les autres, de n'apparaître qu'à certaines époques, aux mois de juillet et d'août, tandis que la fièvre algide est propre à l'été comme à l'automne... Et l'algidité « diffère de la fièvre algide « non-seulement par les vomissements et la diarrhée qui en sont le carac- « tère principal, » mais encore par le facies des malades « dont les yeux sont « cernés, les orbites excavés et la figure empreinte des souffrances causées « par les crampes » (*Op. cit.*, p. 253 et 255). . . . .

« Quant au choléra, nous reconnaissons : qu'à son berceau il éclate au mi- « lieu des conditions telluriques qui sont les plus favorables au développe- « ment des fièvres ; qu'il paraît affectionner les terrains d'alluvion et les « localités peu élevées. Mais en voyant le choléra pénétrer surtout au centre « des grandes villes, frapper les quartiers les plus peuplés, épargner parfois « dans sa marche les terrains dont les conditions physico-chimiques sem- « bleraient le plus aptes à son développement, et sur lesquels la malaria est « endémique, on a bien des raisons de révoquer en doute la parenté étiolo- « gique de ces deux affections (p. 504 et 505). »

Typhus et fièvre typhoïde. — Septicémies zoozymotiques, avec manifestations du côté des muqueuses.

M. le Dr Broca paraît être le premier qui ait appliqué le sulfate de quinine au traitement du *Typhus*. Dans un mémoire adressé à l'Académie de médecine en 1840, il annonçait les résultats favorables obtenus par sa méthode. Le sel de quinine était administré dès l'invasion de la fièvre et après la période de froid, à la dose de deux grains, d'heure en heure, sans interruption. Le sel devait être continué pendant toute la maladie, sauf à diminuer les doses du médicament ou à en éloigner les intervalles, si les paroxysmes venaient à retarder ou diminuer d'intensité.

C. Liebermeister a administré le sulfate de quinine dans le typhus abdominal (*Deutsche Archiv für Klinik Medicin. III*). De ses recherches, qui ont surtout porté sur les variations survenues dans la température, il résulte que dans 168 cas où la quinine a été donnée la nuit, à la dose d'un scrupule, la température au matin suivant était de 0,92 plus basse que la veille. Dans 148 cas où le médicament fut administré le jour, il a été constaté, le soir, un abaissement de 0,43 au-dessous de la température du jour précédent. L'action du médicament était encore plus marquée le lendemain. Cent cinquante-six malades qui avaient pris la quinine la nuit, présentèrent le soir suivant un abaissement moyen de 0° 69 sur le soir précédent ; — sur 140 l'ayant prise le jour, la température, le matin suivant, était en moyenne abaissée de 0° 80 sur le matin de la veille. Le troisième jour, il y avait encore une action manifeste, mais difficile à préciser, à cause des autres influences. — Outre qu'elle ralentit le pouls dans le typhus abdominal, la quinine, selon Liebermeister, apaise les phénomènes nerveux et donne à la maladie un cours favorable.

Mosler, Wunderlich et Homsberg (*Bull. thérap.*, tome 75°; — *Journ. de médec. de Berlin*, 1868), associent à la *quinine à haute dose* le traitement par l'eau froide, dans les cas de typhus ou de fièvre typhoïde.

« Lorsque le pouls est mou, fréquent, chez les malades atteints de fièvre
« putride, dit M. Moynier, chef de clinique (*Union médicale*, 1859, p. 325),
« que la prostration est grande, la diarrhée abondante, le ventre ballonné,
« qu'il y a du délire, alors M. le professeur Trousseau a recours aux prépa-
« rations ammoniacales en potion et au sulfate de quinine (de 1 à 4 gram.),
« associé au musc (2 gram.) en lavement. »

« Le sulfate de quinine, » lisons-nous dans la *Gazette médicale de Paris*,
année 1842, p. 38, « n'est pas le remède de la *Fièvre typhoïde*; si ce sel a
« réussi, c'est que la fièvre typhoïde était compliquée avec une fièvre inter-
« mittente. Contre-indiqués dans les fièvres vraiment continues, les sels de
« quinquina sont, au contraire, indiqués dans les fièvres périodiques légiti-
« mes, dans les fièvres rémittentes où le type intermittent prévaut sur le
« type continu; — enfin, dans les fièvres typhoïdes et même dans les fièvres
« intermittentes, le sulfate de quinine peut nuire, s'il est administré sans
« faire acception des complications, des accidents et des circonstances. »

La méthode de Broca fut bientôt expérimentée. A côté des faits rapportés à l'Académie de médecine, par Martin-Solon et Blache, il faut placer ceux de MM. Briquet, Rilliet et Barthez. Mentionnons aussi les dissertations inaugurales de MM. Pereyra, Champeau, Saint-Laurent et Boucher de la Ville-Jossy.

En 1846, M. Rayer observait dans ses salles deux cas de fièvres continues rémittentes offrant tous les signes de la fièvre typhoïde et qui cédèrent promptement au sulfate de quinine. Selon ce professeur, ce serait à des cas de ce genre qu'auraient eu à faire les observateurs qui, à cette époque, pré-conisaient le traitement de la fièvre typhoïde par la médication quinique.

Selon MM. Rilliet et Barthez (*Arch. méd.*, 1841), qui, dans six cas, donnè-rent le sulfate de quinine à des enfants, à la dose de 5 *grammes par jour*, non-seulement ce médicament a été utile, mais outre qu'il « n'a pas déter-
« miné l'inflammation de la membrane muqueuse, il paraîtrait avoir exercé
« une heureuse influence sur la cicatrisation des ulcérations intestinales. »

M. le Dr Lauvergne (Lettre à l'*Union médicale*, 1853, p. 459), prescrit tout d'abord contre la *fièvre typhoïde dans sa première période*, l'ipéca; puis, cinq ou six heures après, le sel de quinine à la dose de 0,75 à 1 gramme, suivant l'état du sujet et l'acuité des symptômes ; six heures plus tard on répète la même dose. Une dose plus élevée est réservée aux cas extrêmes. Dès le lendemain, le mieux est sensible ; ce traitement continué pendant cinq à six jours, amène la résolution des symptômes fâcheux, et il est infiniment rare que le malade n'entre pas en convalescence du cinquième au septième jour.

Szokalski (*Gazette médicale*, 1847), a administré le sulfate de quinine chez des enfants atteints de fièvre typhoïde, à la dose de 0,30 à 0,50 dans les vingt-quatre heures et pendant sept à quinze jours, sans qu'aucun accident ne soit survenu.

Étudiant la valeur comparative du sulfate de quinine et du *Veratrum viride* dans le traitement de la fièvre typhoïde confirmée, M. Vogt, de Berne (*Bull. thérap.*, tome 58°), conclut de ses recherches que le sulfate de quinine doit être administré à dose suffisante et dans un temps assez court pour arriver à la production des bruits quiniques. La dose forte est de 0,75 à 1 gramme en une seule fois et, suivant les individus et la nature des accidents, on donne toutes les demi-heures ou toutes les deux heures de 0,15 à 0,25 centigr. de sel de quinine jusqu'à apparition des bruits quiniques. Toutefois, le sulfate lui a paru inférieur à la vératrine.

M. le Dr Mazade, d'Anduze (*Bull. thérap.*, tome 66°; *Bull. Acad méd.*, 1848), rapporte ainsi le résultat d'expériences faites par lui sur quatre-vingt-sept cas de fièvre typhoïde, traitée par le sulfate de quinine : « Chez six malades, atteints gravement, il y eut aggravation du mal, et le médicament qui avait été administré à haute dose (?) dut être supprimé. — Réduisant les doses à 1 gramme par jour, l'auteur expérimenta sur dix malades, dont six ne purent continuer le traitement ; chez les quatre autres, qui présentaient la forme rémittente ou des exacerbations rapprochées, il y eut amélioration rapide. »

« D'une série de vingt-six cas, dont huit offraient des rémissions et dix-huit des exacerbations plus ou moins régulières, se renouvelant à des intervalles rapprochés, quatre seulement ne purent supporter le traitement. Enfin, dans neuf cas où le sel de quinine fut prescrit à la dose de 1 gramme par jour, on n'obtint que trois succès. »

De ces faits, l'auteur conclut que « c'est lorsque la maladie s'est présentée sous les formes rémittente ou paroxysmale qu'il a constaté presque exclusivement l'utilité du sulfate de quinine, qui est rarement utile et le plus souvent inutile dans la fièvre typhoïde continue. »

M. Pécholier (Compte-rendu de l'Académie des Sciences, 1863), à l'hôpital Saint-Eloi de Montpellier, a associé au sulfate de quinine l'extrait alcoolique de quinquina. Résumant sous trois chefs les cas observés par lui et traités comme nous venons de le dire, cet auteur expose comme il suit les résultats obtenus :

Première série : la fièvre typhoïde était simple et sans complication. Le quinquina n'a pu enrayer le cours de la maladie.

Deuxième série : l'affection typhoïde était nettement caractérisée, mais se compliquait de fièvre rémittente, manifestée surtout par l'heure, l'intensité et la forme des redoublements. — Par la médication, les exacerbations ont disparu et l'affection typhoïde, quoique survivant à la fièvre rémittente, s'est amendée et promptement terminée.

3° Dans une *dernière catégorie*, l'auteur range des cas auxquels il applique la dénomination de *fièvre pernicieuse dothiénentérique.* L'emploi du sulfate de quinine amenda les accès.

Dans la discussion ouverte à la Société de médecine du département de la Seine en août 1863, à l'occasion de l'épidémie de fièvre typhoïde qui sévissait alors à Paris, M. Blachez signalait un mode de traitement dont les résultats lui semblaient remarquables et qu'il a vu mettre en pratique au Gros-Caillou, dans le service de M. Worms. Au début, vomitif; les jours suivants on donnait le sulfate de quinine (1 gr. à 1,50 dès le premier jour), le camphre à la dose de 6 décig., la limonade sulfurique vineuse, des bouillons et du vin. Sur 400 malades ainsi traités, il n'y en a pas eu plus de deux qui auraient eu des escharres.

M. Gros appuie les conclusions présentées par M. Blachez et cite des exemples de résultats favorables obtenus par lui de l'usage soutenu du sulfate de quinine. Toutefois il n'élève pas la dose quotidienne du sel de quinine au-dessus de 0,50 à 0,60 centig.

Pour M. Duparcque, le sulfate de quinine a ses applications incontestables, mais on ne doit pas l'imposer dans tous les cas comme le meilleur et le seul agent thérapeutique.

Rappelant le travail de M. Pécholier, M. Piétra-Santa recommande le le sulfate de quinine dans les cas où la fièvre typhoïde a présenté des symptômes pouvant faire croire à quelque affection pernicieuse, comme il en a observé dans les maremmes de la Toscane et en Corse.

Selon M. le professeur Tardieu, « on a voulu ériger en méthode l'emploi du sulfate de quinine à haute dose (1 décigr. toutes les heures) contre la fièvre typhoïde; mais cette médication purement empirique, n'offre aucun avantage ni chez les adultes, ni spécialement chez les enfants. » (*Manuel de pathologie*, p. 17.) Ainsi pense M. Pécholier qui « refuse au quinquina toute « action spécifique contre la fièvre typhoïde naturelle. »

Dans les belles pages que, dans son traité (*Op. cit.*, p. 440), il a consacrées au traitement de la fièvre typhoïde par le sulfate de quinine, M. Briquet s'exprime ainsi : « L'emploi du sulfate de quinine ne peut pas constituer

« une méthode générale et banale de traitement; cette médication ne convient
« que dans certains cas déterminés, et peut-être dans certaines épidémies ;
« le plus souvent elle ne peut, à l'exemple de la plupart des médications,
« être employée que comme moyen de combattre, soit certaines formes de
« la maladie, soit certains accidents prédominants. Pour cette raison, le
« sulfate de quinine ne doit être administré que temporairement, pendant un
« certain laps de temps..... Il réussira dans les cas où il y aura agitation,
« délire, lorsque l'affection revêtira la forme méningienne ou la forme
« ataxique. S'il y a prostration, stupeur, état comateux, — s'il y a phleg-
« masie du tube digestif, il faut éviter ce médicament..... La fièvre typhoïde
« avec rémissions et exacerbations très-prononcées et régulières, peut être
« favorablement influencée par l'administration du sulfate de quinine, selon
« le mode usité contre les affections intermittentes. »
  « Ce précieux agent, dit Grisolle (*Path. int.*, tome 1er p. 53), trouve son
« application utile dans les cas où il existe des phénomènes intermittents.
« Administré alors à la dose de 50 à 60 centigr., il fait justice de la compli-
« cation, sans entraver toutefois la marche de la maladie. »

Ainsi est jugé, d'un commun avis, l'usage du sulfate de quinine dans le
traitement de la fièvre typhoïde.

Broca, avons-nous dit, institua le premier le traitement du typhus par
la quinine. L'identité qu'il avait établie entre le typhus, la fièvre typhoïde et
même la fièvre intermittente, la fièvre jaune devait le conduire à adopter
cette médication. Toutefois, MM. Maillot et Baudens ont démontré, par
des faits observés en Afrique et en Crimée, la non-identité de ces deux
affections : typhus et fièvre typhoïde. Ces observateurs ont insisté sur la
nécessité qu'il y avait à séparer les fièvres à quinquina et surtout la pseudo-
continue, de la fièvre typhoïde (*Bull. de l'Académie de médecine*, 1856).
  M. Colin n'admet pas « la fusion originelle de la fièvre typhoïde et du
typhus, mais conçoit la fièvre typhoïde « comme transformation de l'appa-
« reil morbide d'une des manifestations de la malaria, de la manifestation
« qui, par les conditions où elle place l'organisme, en particulier par l'excès
« et la durée de la fièvre et du gastricisme, le met pour ainsi dire en puis-
« sance d'enfanter spontanément le typhus abdominal (*Op. citat.* p. 284).
  Et constatant que Lancisi a décrit comme conséquence pathologique des
effluves miasmatiques le typhus des camps, le typhus pétéchial et quelquefois
le typhus abdominal, cet auteur conclut que « du temps de Lancisi, il n'était
« pas impossible que les formes graves de l'intoxication palustre allassent
« jusqu'à subir la transformation typhique ; à cette époque, parmi les

« typhus, c'était la variété pétéchiale, exanthématique qui dominait;
« aujourd'hui le typhus abdominal semble en avoir pris la place, au moins
« dans l'Europe méridionale, et c'est à cette forme que tendront, par le fait
« de leur continuité, les solitaires palustres, de même que dans les pays
« salubres y tendent aussi toutes les fièvres d'une certaine durée. » (*Op. cit.*
p. 287)..... « Les médecins du midi de la France ont donné le nom de *fièvres*
« *de campagne* à ces associations morbides de la fièvre typhoïde et des fièvres
« palustres...; pour que ces prétendues associations se reproduisent ainsi
« périodiquement à l'époque où dominent les influences telluriques, il faut
« qu'il y ait autre chose que coïncidence de deux affections différentes......, »
(*Op. cit.* p. 289);

M. le Dr Girard a souvent été témoin de la transformation des fièvres
rémittentes en fièvres typhoïdes : « C'est un fait bien connu en Amérique,
« dit-il, là où règnent les fièvres rémittentes, que la tendance qu'ont ces
« dernières à dégénérer en dothiénentéries ou fièvres typhoïdes.» (*Ambulance
de rue Violet*, p. 48).

« Rien de plus logique, continue le même auteur, qu'une fièvre dite
« typhoïde, c'est-à-dire une septicémie animale, affectant le revêtement
« muqueux de l'intestin, puisse devenir consécutive à une fièvre dite rémit-
« tente, c'est-à-dire une septicémie palustre grave, affectant le plasma du
« sang ou cellules protéennes, source des cellules épithéliennes, appelées
« à constituer le revêtement muqueux de l'intestin dont nous venons de
« parler. » (*Loco citato*, p. 30).

Il en cite un cas assez curieux observé durant le siège de Paris.

Griesinger (*Traité des maladies infectieuses. Traduction Lemattre* 1868), a
désigné sous le nom de *typhoïde bilieuse*, une affection qui nous paraît avoir
beaucoup plus de rapports avec les fièvres palustres qu'avec les dothiénentéries proprement dites, bien que, suivant cet auteur, « la typhoïde bilieuse ait
toujours été observée jusqu'à ce jour sous forme épidémique; elle règne
tantôt seule, tantôt en même temps que les autres formes de typhus, que la
récurrente et la fièvre intermittente; parfois alors elle n'atteint qu'un nombre
de malades relativement peu considérable; dans d'autres circonstances, c'est
la maladie dominante; elle peut aussi être limitée à une classe de la population,
se circonscrire dans un petit cercle, régner, par exemple, dans une seule
maison avec une grande intensité et dépasser à peine cette limite; les causes
doivent être alors inhérentes à une localité où la contagion du dehors ne
saurait exister. » (*Loco citato*, p. 353).

« Quant à ce qui regarde le traitement de la fièvre typhoïde bilieuse par
« la quinine, je puis assurer (*Archiv. für Heilkunde* 1853), que la quinine a ici
« la même efficacité que dans la fièvre intermittente et que les cas les plus

« graves tournent en peu de temps d'une manière étonnante à la guérison.
« Je crois donc devoir recommander de la manière la plus pressante, l'usage
« de la quinine; on administrera le sulfate en solution à dose considérable
« (0,75 à 2 gram. par jour), de préférence par la bouche et l'anus. Du reste,
« il arrive que le processus morbide n'est pas coupé dès le début par la qui-
« nine; il est même utile de donner à la première période de la maladie des
« purgatifs légers, des purgatifs salins, de l'huile de ricin, de la crème de
« tartre, etc.,. et de ne prescrire ensuite le sulfate de quinine qu'à l'époque
« du début de l'ictère; cet alcaloïde doit être en tout cas continué pendant
« plusieurs jours. » (*Loco citato*, p. 361).

Pour compléter ce qui a été dit sur ce groupe de septicémies, il nous
reste à parler en peu de mots du traitement de la mucinorrhée (*fièvre catarrhale*) dans ses rapports avec la septicinorrhée (*fièvre typhoïde*) par l'auteur
des pages que nous avons reproduites plus haut (p. 29-34).

« En thèse générale, dit-il, le vomitif, comme traitement, est contre-
« indiqué dans la mucinorrhée (fièvres éphémère et catarrhale); cependant
« il y a moins d'inconvénients à l'administrer au début de l'*état éphémère*....,
« qu'à celui de l'*état catarrhal* ou *muqueux*.... Dans quelques cas, exception-
« nels et mixtes seulement, on aura donc recours aux vomitifs. On donnera
« des boissons acidulées ou tempérantes à doses moyennes, et si l'estomac
« les tolère, on pourra augmenter progressivement la dose. En cas de consti-
« pation on fera intervenir les laxatifs salins. Au fur et à mesure que la
« fonction digestive reprendra son cours, nourrir le malade, le stimuler, le
« tonifier à hautes doses dès le début. »
Soit que l'état catarrhal se manifeste consécutivement à l'état éphémère,
soit qu'il prenne d'emblée possession de la scène pathologique, « il s'agit de
« favoriser la reconstition d'un épithélium buccal nouveau et d'une muqueuse
« intestinale nouvelle: des boisons acidulées, tempérantes et mucilagineuses
« en petite quantité et souvent répétées, afin de donner aux surfaces
« dénudées le temps de les absorber et de réagir sur la peau : soir et matin,
« de l'extrait d'opium pour relever les forces vitales ; du vin légèrement
« coupé d'eau et aromatisé; du vin de quinquina au fur et à mesure que les
« surfaces perdront de leur sensibilité. Des bouillons, de l'extrait de viande,
« puis des panades et enfin des potages. — Le vomitif est non-seulement
« contre-indiqué dans la majorité des cas, mais il peut amener des résultats
« funestes. »
Le Dr Schaller (*Gaz. méd. de Strasbourg*, 22 mars 1858), est le premier
auteur, à notre connaissance, qui ait donné le sulfate de quinine dans la
fièvre catarrhale ou grippe, compliquée ou non d'intermittence.

M. Ed. Carrière (*Union Méd.* 1864, p. 20 et 36) a eu recours au même médicament, mais dans les cas seuls où l'intermittence était manifeste (1). La dose prescrite a été de 1 gramme dans les vingt-quatre heures, avec de bons résultats.

M. Hérard prescrit 0,75 à 1 gramme de sulfate de quinine, lorsque la fièvre catarrhale accuse de l'intermittence. Nous en avons vu de nombreux exemples dans son service à l'Hôtel-Dieu pendant les six mois qui viennent de s'écouler.

Il n'est pas rare de voir la fièvre catarrhale se compliquer *d'embarras gastrique*. En pareille circonstance il faut recourir au vomitif, et faire suivre ce dernier d'un purgatif avant d'en venir au sulfate de quinine. Cette pratique nous l'avons vue dans le service de M. Hérard, donner d'exellents résultats.

Quant à la fièvre typhoïde, soit qu'elle apparaisse consécutivement à la fièvre catarrahale, soit qu'elle se manifeste de prime-abord par un embarras gastrique, on trouvera à p. 34 le traitement le plus généralement suivi. M. Hérard a rarement recours au sulfate de quinine, donnant la préférence à l'extrait mou de quinquina.

Suette miliaire. — Dans deux rapports de Martin-Solon (*Bull. Acad. de Méd.* 1842-1843, p. 105 et 1019), sur des relations d'épidémies de *Suette* qui ont sévi dans dans les départements de la Dordogne (1841), du Lot-et-Garonne, Tarn-et-Garonne, Deux-Sèvres, Haute-Savoie et du Jura en 1842, nous lisons que dans la Dordogne, « de tous les moyens essayés, le sulfate « de quinine, seul, dut être regardé comme l'ancre de salut de cette épi-« démie. Ses avantages, déjà reconnus par Pingray, furent mis au grand « jour par M. Parrot. MM. Lacrouzelle, Segny, Godard, Gely, Picquet, Labat, « Moreau, Dupuy et Walbrune, reconnaissaient généralement l'importance « du sulfate de quinine pour combattre l'épidémie.

« Dans le Lot-et-Garonne, la plupart des praticiens s'accordent à rapprocher « cette affection des fièvres rémittentes et intermittentes pernicieuses, et la « combattent le plus souvent avec succès à l'aide du sulfate de quinine. « Toutefois au sel de quinine, MM. Gaube et Mance préféraient le quinquina « en poudre, soit par la bouche, soit en lavement.

« Dans le Tarn-et-Garonne, le sulfate de quinine eut des succès incontes-« tables dans le peu de cas dangereux qui se manifestèrent.

« Dans la Haute-Saône, l'alcaloïde du quinquina ne fut prescrit que dans « les cas où il survint des symptômes nerveux, rémittents ou intermittents « et son efficacité fut incontestable. »

---

(1) De l'intermittence dans la grippe et du traitement rationnel de cette affection épidémique.

Dans le Jura, on n'eut pas recours au sulfate de quinine. Notons que de toutes ces épidémies, la plus meurtrière fut celle observée par M. Parrot. En effet, « sur une population de 88,346 individus, 10,805 furent atteints et « 797 frappés mortellement.

M. le docteur Bonniot, de Lavalette (Charente) (*Union médicale* 1849 p. 295, et *Acad. Médec.* novembre 1841), dit avoir administré avec succès dans une épidémie de suette miliaire le sulfate de quinine pris par l'estomac et en lavement associé à l'opium. Notons que dans le pays où exerce ce praticien il y a beaucoup de fièvres intermittentes, que le sol est très-marécageux.

Dans une notice sur l'épidémie de suette miliaire observée à Castandet (Landes), M. le docteur Dupouy (*Union médicale* 1850, p. 301) conclut que la suette, lorsqu'elle est dégagée du génie intermittent, n'est ni modifiée, ni guérie par ce médicament.

Dans un rapport sur une épidémie de suette miliaire qui régna dans l'arrondissement de Nontron (dépt de la Charente), M. Bricheteau (*Bull. Acad. méd.*, tome 7ᵉ p. 186) employa le sulfate de quinine, mais dans les cas où survenait une rémittence ou une intermittence prononcée, ou bien quand on observait au début des symptômes pernicieux.

Selon Foucart, le meilleur traitement à opposer à la suette miliaire est la médication antiphlogistique, le sulfate de quinine étant inutile.

Pour Briquet, la médication quinique a pour avantage non-seulement de combattre la rémittence, mais aussi d'entraver la marche de l'éruption.

Selon M. Taufflier, médecin à Barr (Bas-Rhin), « dans le traitement de la « suette miliaire, deux conditions sont à remplir : 1º Chercher à prévenir les « accès ; 2º les combattre directement quand on n'a pas pu les prévenir...... « Prévenir à tout prix l'invasion ou le retour des paroxysmes qui rendent la « miliaire si grave, c'est, sans contredit, l'indication fondamentale dont il « faut surtout se préoccuper. Le sulfate de quinine, l'antipériodique par « excellence, devait naturellement se présenter à l'esprit des praticiens, « comme un remède éminemment propre à remplir cette indication...: Dans « l'épidémie qui vient de régner à Andlou, j'ai administré le sulfate de qui- « nine à tous mes malades, à l'exception d'un seul... à la dose de 60 centigr. « à 1 gr. dans les 24 heures. Ce traitement fut continué jusqu'à la période de « dessiccation. Le premier accès fut le plus fort ; les autres, quand il y en « avait plusieurs, devinrent de plus en plus faibles pendant que l'on admi- « nistrait le sulfate de quinine..... Beaucoup de personnes, atteintes légère- « ment, prirent du sulfate de quinine sans appeler le médecin et furent pré- « servées de l'accès. (Épidémie de 1849).

« Dans l'épidémie de Nothalten, qui eut lieu en 1844, je ne prescrivis le « sulfate de quinine que rarement et seulement quand les paroxysmes se

« présentaient sous la forme d'accès réguliers et franchement intermittents.
« Je regrette d'avoir, à cette époque, administré ce remède avec tant de
« timidité et d'hésitation. Des accès très-violents se déclarèrent chez dix
« malades sur dix-huit que j'eus l'occasion d'observer ; six de ces malades,
« lesquels n'avaient pas pris de sulfate de quinine, succombèrent. On voit
« donc par les résultats si différents obtenus dans ces deux épidémies qu'il
« est avantageux d'administrer le sulfate de quinine... Je n'ai, du reste,
« observé chez aucun malade une aggravation de la fièvre ou quelque autre
« symptôme fâcheux pouvant être attribué au sulfate de quinine ». (*Bull. de
thérap.*, 1849, p. 441).

M. le Dr Baudon, médecin des épidémies de l'arrondissement de Clermont
(Oise), qui a observé des épidémies de suette en 1821, 1832, 1833, 1849, constate « l'utilité incontestable du sulfate de quinine dans la forme maligne de
« cette maladie, qu'elle fût rémittente ou intermittente. » (*Bull. thérap.*, tome
36e, p. 460.)

Dans « l'instruction à suivre pendant l'épidémie de suette miliaire du dé-
« partement de l'Hérault, » rédigée par la Faculté de médecine de Montpellier, sollicitée d'urgence par M. le Préfet, nous lisons :

..... « Quoique le sulfate de quinine ne convienne jamais mieux que pen-
« dant les rémissions, il peut encore être fort utile durant les exacerbations
« dont on aurait lieu de redouter l'issue. L'emploi de ce médicament nous a
« paru presque toujours exempt de tout inconvénient sérieux....

« Le traitement fondamental de la forme maligne de l'épidémie repose sur
« l'indication du sulfate de quinine, dès qu'on a lieu de craindre les accès.
« Nous croyons que, pour être efficace dans ces cas, le sulfate de quinine
« doit être administré à hautes doses et à des intervalles très-rapprochés. Il
« résulte de nos documents et de nos observations que ce médicament peut
« être donné jusqu'à 2 ou 3 gram. dans l'espace de quatre à six heures.

« L'emploi du sulfate de quinine remplit sans doute l'indication princi-
« pale ; mais il ne dispense pas des autres moyens. » (*Bull. thérap.*, 1851,
tome 40e, p. 527).

De la purulence et de l'infection par les plaies. — A la suite des opérations
pratiquées pour des causes bien différentes, il n'est pas rare de voir souvent des accidents graves relevant de la septicémie.

Ces états qui sont surtout favorisés par une mauvaise constitution, par un
mauvais régime, par l'accumulation des malades, ont fait de nombreuses
victimes pendant le siége de Paris, alors que les conditions que nous
venons d'énumérer se présentaient dans leur action la plus puissante, la

plus énergique. — Souvent, et en dehors des circonstances douloureuses que
nous venons de mentionner, la purulence se présenta, dans les services
hospitaliers de la capitale et des grandes villes, à l'état épidémique.

« En voyant, dit M. le docteur Maisonneuve, dans un mémoire lu à l'Aca-
« démie des Sciences le 10 décembre 1866, le peu de place qu'occupe dans
« les traités de chirurgie l'étude des intoxications, on serait tenté de croire
« que ces accidents n'ont, dans la statistique mortuaire, qu'une part insi-
« gnifiante. Aussi beaucoup de personnes seront-elles probablement sur-
« prises de cette proposition, établie néanmoins sur une statistique rigou-
« reuse, que *sur 100 malades qui succombent à la suite des opérations chirugicales,*
« *95 au moins meurent empoisonnés.*

« Si l'on défalque, en effet, le très-petit nombre d'opérés qui meurent
« d'hémorrhagie, de tétanos, d'affections cérébrales et de suffocation, on voit
« que presque tous les autres succombent à quelqu'un de ces accidents
« désignés sous le noms de phlébite, d'angioleucite, d'érysipèle, de phlegmon
« diffus, de gangrène, de fièvre traumatique, hectique, uréthrale, péritoni-
« tique puerpérale, etc..... »

La commission académique (MM. Velpeau, Cloquet, Longet, Pasteur) porta
le jugement suivant sur le mémoire de M. Maisonneuve.

» Cette théorie consiste à considérer tout les accidents fébriles, consécutifs
aux lésions traumatiques, comme le résultat d'un empoisonnement dû à
l'introduction dans le torrent circulatoire de substances toxiques produites
par l'organisme lui-même.

» Elle est fondée sur ces faits :

» 1° Que le sang, la lymphe et autres liquides vivants, exposés à l'air
libre, ou au contact avec des corps délétères, perdent bientôt leur vitalité.

» 2° Qu'une fois morts, ces liquides se putréfient comme le font toutes les
substances organiques soumises aux conditions générales de putréfaction :
air, chaleur, humidité.

« 3° Que les produits de cette décomposition ont des qualités éminemment
septiques.

» 4° Qu'il en est de même de certains liquides excrémentitiels, tels que
l'urine, la bile, les liquides ou gaz intestinaux.

» 5° Qu'en s'infiltrant dans les parties perméables avec lesquelles ils se
trouvent en contact, telles surtout que le tissu cellulaire; les orifices des
vaisseaux lymphatiques et veineux, ces substances toxiques produisent,
d'une part, des inflammations locales désignées sous le nom de phlegmons
simples, diffus ou gangréneux, érysipèles, angioleucites, de phlébites.

» 6° Que ces mêmes poisons putrides, seuls ou mélangés aux produits de

L'inflammation spéciale qu'ils ont provoquée, peuvent, en pénétrant dans le torrent circulatoire, altérer le sang lui-même, troubler ses fonctions importantes, puis, circulant avec lui dans tout l'organisme, porter leur action délétère sur les éléments les plus intimes de l'économie.

» 7° Qu'après leur expulsion des voies circulatoires, ils peuvent encore, en séjournant dans les réseaux capillaires, les parenchymes, les cavités séreuses, cellulaires, etc..., devenir la cause d'une infinité de désordres secondaires, souvent aussi redoutables que les primitifs (accidents métastatiques) : érysipèles, anthrax, parotides, abcès, etc.

» 8° Que l'ensemble de ces pertubations produites par la présence d'agents délétères dans le torrent circulatoire constitue ce qu'on appelle les *fièvres chirurgicales.* »

Dans une revue critique et analytique des travaux de MM. T. Billroth, O. Weber, J. Brener et Chrobak, publiée dans les *Archives de physiologie normale et pathologique*, tome 1ᵉʳ 1868, M. Hénocque conclut comme il suit :

« Si nous envisageons dans son ensemble la théorie de la fièvre trauma-
« tique, telle qu'elle résulte des travaux de Billroth et Weber, nous sommes
« frappés de la concordance des recherches expérimentales et cliniques... La
« fièvre traumatique représente un des degrés d'une série de fièvres d'infec-
« tion dont les formes les plus bénignes sont la fièvre inflammatoire et la
« fièvre traumatique et qui, par une suite de types plus graves, plus irrégu-
« liers, conduit aux formes les plus intenses de l'intoxication par des ma-
« tières putrides ou par le pus, c'est-à-dire à la septicémie, la pyémie, l'in-
« fection purulente. Le grand mérite de ces auteurs est d'établir sur les don-
« nées de l'observation rigoureuse et expérimentale une théorie qui ne
« reposait pas jusqu'ici sur des preuves aussi scientifiquement groupées.

« .... « Dès 1702, Musitanus expliquait la fièvre traumatique par l'absorption
« des matières putrides des plaies ; Roser avait, plus récemment, réuni des
« arguments d'une grande valeur en faveur d'une théorie analogue des
« fièvres traumatiques et septiques.

« L'apparition presque constante de frissons, suivis de chaleur et sueur,
« dit Follin (*Pathol. externe*, tome 1ᵉʳ, p. 67), et la périodicité parfois assez
« nette de ces phénomènes, permettent de confondre l'infection purulente à
« son début avec la fièvre intermittente.

« Le sulfate de quinine, employé par Vidal, dit le même auteur, fait dispa-
« raître parfois l'intermittence des frissons, mais a-t-il une action plus cura-
« tive? On peut en douter,.... On a vu ce médicament très-souvent échouer
« lorsqu'il était employé seul ; aussi on n'oserait tirer des faits cités aucune
« conclusion. »

M. Briquet (*Op. citat.*, p. 481), a observé des faits de suppuration dans lesquels le sulfate de quinine, administré à la dose de 2 et 3 gram., a produit
d'heureux résultats; « malheureusement, dit-il, dans plusieurs cas, la modification n'a pas été durable, et peu après les accidents ont repris comme auparavant. »

Les faits de M. le professeur Borelli (*Gaz. médic. Sarde*, 1853 ; *Bull. thérap.*,
tome 46ᵉ), du Dʳ Ripoll (*Bull. thérap.*, tome 77ᵉ), de Bell (*Abeille médic.*, 1871),
sont venus confirmer l'emploi du sulfate de quinine comme anti-pyémique,
ainsi que MM. Guérin et Broca l'ont exposé.

En 1848, M. Guérard, médecin des hôpitaux, employait le sulfate de quinine comme prophylactique général (*Bullet. de thérap.*, tome 35ᵉ).

Selon M. Binz, le traitement par le sulfate de quinine doit être employé
dès le début de la septicémie. Dans les grandes blessures, les doses au-dessous de 2 gr. sont trop faibles. L'action de la quinine est d'autant plus sûre
qu'on en donne une plus forte dose en une fois, au moment où la fièvre est le
moins prononcée. L'attention doit être portée sur le cœur, dont les mouvements pourraient être beaucoup affaiblis par une trop forte dose. Des exci-
tants, donnés simultanément, favorisent les propriétés antiseptiques et pré-
viennent l'action toxique du sel de quinine.

A côté des faits de pyohémie, nous rangerons le suivant :

Chez un malade entré en 1841 dans le service de M. Bérard aîné, et atteint
de farcin chronique suivi de morve aiguë, apparurent au bout de deux mois
de séjour du malade à l'hôpital, des frissons suivis de chaleur. Ces accès duraient quatre à cinq heures et disparaissaient pour revenir le lendemain à la
même heure entre la quatrième et la cinquième du soir. Pendant quatre jours
on administre du sulfate de quinine à la dose de 6 décigr. en trois prises. Les
accès disparaissent le cinquième jour... (*Bull. Acad. de médecine*, 1841, p. 341.)

Fièvre puerpérale. — Toute plaie peut donner lieu aux accidents que nous
avons signalés, et particulièrement l'utérus après l'accouchement, que le
placenta reste en totalité ou en partie; alors l'utérus constitue une plaie.
Les conditions, que nous montrions si favorables pour la purulence, et l'infection chez les opérés ou les malades atteints de blessures, se retrouvent
chez la femme qui vient d'accoucher. Toutes les maternités en témoignent
hautement et il serait oiseux d'insister sur ce point. Ce que nous tenons à établir, c'est que la fièvre puerpérale, les péritonites consécutives à l'accouchement ont été et sont souvent encore combattues par le sulfate de quinine.
Non-seulement le médicament a été conseillé comme curatif, mais encore
comme prophylactique.

Voulant mettre l'économie à même de résister à l'espèce d'empoisonnement miasmatique qui produit la maladie et avant que les premiers accidents se soient révélés, M. le Dr Leudet, de Rouen (*Bull. thérap.*, tome 34e, p. 329), aussitôt que l'accouchée est un peu remise de ses fatigues, c'est-à-dire quatre heures après la délivrance, prescrit en trois fois et dans les vingt-quatre heures, 1 gramme de sulfate de quinine. — Le lendemain, même dose. — Les jours suivants et jusqu'au sixième jour, on réduit la dose à 60 centigrammes.

M. Leudet a observé dans plusieurs épidémies que la fièvre puerpérale se développait pendant le travail ou immédiatement après. Dans ces cas, et au premier signe qui annonce que le travail va commencer, il faut, dit-il, recourir au sulfate de quinine.

M. le Dr Lécomte, d'Eu (*Union médicale*, mars 1851), encouragé par les succès de Leudet, aurait obtenu, par cette méthode, des résultats si heureux qu'il n'hésite plus aujourd'hui à faire prendre, dès le début, le sulfate de quinine.

Dès qu'une malade entrait dans son service pour accoucher, accouchant ou accouchée, M. le Dr Piédagnel faisait administrer de suite deux pilules de sulfate de quinine (10 centigr. chaque) et sous-carbonate de fer (1 gramme). Le soir, même dose ainsi que les jours suivants. — S'il survenait des signes de fièvre puerpérale, des douleurs, des frissons, de la fièvre, de l'excitation cérébrale, il portait la dose du sel quinique jusqu'à 60, 80 centigr. et 1 gram., en augmentant aussi le fer.

Pendant une épidémie qui dura du 16 mars au 23 juillet, 51 malades furent ainsi traitées; aucun cas de fièvre n'eut lieu; 11 eurent des symptômes de début, sans persévérance; une, venue d'un autre hôpital, et atteinte de fièvre puerpérale, succomba et une dernière mourut d'éclampsie. — Du 23 septembre au 31 octobre, furent admises 40 femmes dont 15 éprouvèrent des accidents légers; deux furent assez gravement malades; un décès par péritonite avec épanchement pleurétique. — Ainsi, sur ces 91 cas, il n'y aurait eu qu'un cas de mort par fièvre puerpérale contractée dans le service (*Bull. thérap.*, tome 52e).

M. Beau annonçait à l'Académie de médecine (27 mai 1856), les résultats obtenus par lui dans son service d'accouchements, à l'hôpital Cochin. « Après « avoir commencé le traitement par l'administration d'un émétique, on « donne le sulfate de quinine en potion, comme cela se pratique dans le « rhumatisme articulaire d'après la méthode de M. Briquet (*Bull. Acad. méd.* « tome 8e, p. 898). On observe que l'ivresse quinique déterminée dans la « fièvre puerpérale est très-considérable, donnant lieu à une grande stupeur « et à une surdité presque complète. A la faveur de cette ivresse, la fièvre

« tombe, les douleurs abdominales disparaissent, et la malade se trouve
« rapidement mieux. — Le sulfate de quinine ne réussit pas toujours dans la
« fièvre puerpérale. Une circonstance fâcheuse qui vient empêcher son
« action est le vomissement assez fréquent dans cette maladie qui fait reje-
« ter ce médicament et empêche, par conséquent, son absorption. Aussi,
« dans ces cas de non-réussite on n'observe pas l'ivresse quinique, condi-
« tion de l'efficacité du sulfate de quinine. »

Appliquant rigoureusement la même méthode, M. le professeur Depaul
(*Bull. thérap.*, tome 54ᵉ, 1858), fut moins heureux. « Chez toutes ses malades,
les manifestations quiniques se produisirent; toutefois, toutes ses malades
moururent. » A propos d'une communication de M. le Dʳ Serre, d'Alais, ce
professeur reconnaît que sous l'influence du sulfate de quinine, on a pu
obtenir un ralentissement de la circulation tel, que les pulsations tombaient
à 40 par minute. Cela n'empêchait pas, dit-il, les femmes de succomber.

Dans une épidémie de fièvre puerpérale qui a régné à Dunkerque du mois
de juin 1854 à mars 1855, le Dʳ Zandyck (*Étude sur une épidémie*, Paris, 1856),
a employé avec succès la médication quinique. Dans trois cas, il associa
au sel de quinine les applications de sangsues et trois fois les émollients.

Chargé du service des femmes en couches à la Clinique pendant l'épidémie
de 1846-1847, M. Cazeaux (*Gazette des Hôpitaux*, 1856), n'obtint aucun résultat
de la méthode de Leudet.

Rombeau, sans préjuger l'action prophylactique du sulfate de quinine,
affirme l'utilité incontestable de ce médicament pour combattre les sueurs
abondantes et répétées à intervalles, qui apparaissent également sans causes
connues, parfois aux mêmes heures, ou simplement dans la soirée, parfois
d'une manière plus périodique qu'intermittente (*Étude sur les femmes en couches du service de M. Legroux*; thèse, Paris, 1856).

Modifiant la méthode de M. Beau, M. Cabanellas prescrit le sulfate de quinine à des doses suffisantes et à des moments assez rapprochés pour maintenir les malades sous son influence constante. Dix à quinze centigr.
de ce sel sont administrés toutes les heures de jour et de nuit invariable-
ment et malgré le sommeil. Quand il y a un état saburral, il débute par un
vomitif, puis il prescrit la quinine et, au bout de 24 heures, les manifestations quiniques apparaissent. Du quatrième au huitième jour, le pouls est
revenu à l'état normal; alors on éloigne les doses et si le mieux persiste, on
cesse la médication. — Sept cas ont été ainsi traités avec succès. Toutefois
ce praticien reconnaît avoir dû deux ou trois fois reprendre les doses primi-
tives et une fois des doses plus fortes qu'au début. (*Académie de médecine*,
1862.)

CHAPITRE IV

INSUCCÈS — ACCIDENTS

Quelques praticiens ayant reconnu que le sulfate de quinine n'avait pas toujours donné les résultats thérapeutiques qu'ils en attendaient; d'autres, ayant, à la suite de l'administration de ce médicament, eu à constater des accidents même mortels, nous croyons devoir résumer ici les faits de ce genre consignés dans les annales de la science.

Selon M. Mêlier (*Mém. Acad. de Méd.* 1843, p. 737), « le sulfate de quinine « est surtout redoutable par son action générale...... Son action défibrinante « du sang explique l'infiltration sanguine du poumon (Sandras), les taches « ecchymotiques, les foyers apoplectiques de cet organe, » constatés par cet observateur à l'autopsie des aminaux sur lesquels il a expérimenté.

« Le quinquina administré par grammes n'est pas, il s'en faut de beaucoup, « sans inconvénients. Il y a longtemps que l'expérience a appris que les « trop fortes doses de quinquina engendrent précisément les engorgements « viscéraux que l'on croit détruire par ces moyens. Le sulfate de quinine « surtout, beaucoup plus actif que le quinquina en substance, doit produire « des inconvénients » *(Bull. thérap.* t. 21e, p. 206).

Selon M. le Dr Dubreuilh, de Bordeaux (*Union Médicale*, 1848, p. 87), « le « sulfate de quinine à haute dose peut occasionner des accidents graves et « même la mort..... Oui, il est vrai que ce sel employé à dose trop élevée à « produit ces accidents..... »

M. Briquet (*op. cit.* p. 452) conclut de ses recherches expérimentales que « l'orsqu'on a rapidement injecté une forte quantité de sulfate de quinine « dans la jugulaire, l'animal jette quelques cris faibles, ou s'agite légèrement « pendant un instant, ou enfin éprouve un léger roidissement comme pour « résister à du malaise, puis meurt aussitôt. »

Ayant injecté dans la carotide gauche d'un chien pesant 19 kilogrammes, 2 grammes de sulfate de quinine dissous dans 90 grammes d'eau, le même observateur vit la mort survenir *au bout de dix minutes* (86ᵉ expérience).

Souvent, il est vrai, des fièvres intermittentes se sont montrées rebelles à l'action du sulfate de quinine et n'ont cédé qu'à des succédanés du quinquina. Tel est le cas cité par Mérat (*Acad. Médec.* 1830), d'une dame qui avait pris, sans succès, *dix onces de quinquina et une centaine de pilules de sulfate de quinine.* Ces cas sont exceptionnels et ne peuvent infirmer la valeur du sulfate de quinine, qui demeure le médicament héroïque contre les fièvres intermittentes.

Appliqué sur une plaie, le sulfate de quinine a produit des douleurs « très-aiguës et des eschares gangréneuses.»

Les accidents attribués au sulfate nous paraissent n'avoir été, dans le plus grand nombre de cas, que des manifestations thérapeutiques exagérées.

Toutefois, il est arrivé que des doses assez fortes de ce sel ont été prises par mégarde, sans que des accidents se soient produits :

Ainsi M. Guersant *(Dictionn. en* 30 *vol.*), rapporte qu'une femme prit 16 grammes de sulfate de quinine en une dose, puis une seconde fois 25 grammes du même sel, sans éprouver d'accidents.

Un homme, atteint de fièvre intermittente pernicieuse avec délire, fut guéri en prenant, par inadvertance, en une fois, une potion contenant *trente-six grains* de sulfate de quinine. Il n'y eut pas d'accidents *(Archiv. génér. de Méd.* t. 6ᵉ, p. 466).

Un homme, Suisse d'origine, de bonne constitution, âgé de 30 ans, atteint de fièvre intermittente, prit 30 grammes de sel de quinine en une dose et par inadvertance. De cette erreur, il ne résulta, pour le malade, qu'une surdité complète et une sorte de stupeur. Ces symptômes disparurent (*Médic. Times and Gazet* ; *Bull. thérap.* t. 67ᵉ).

Les accidents attribués au sulfate de quinine sont généraux ou locaux. Ces derniers ont pour siége principalement les organes des sens.

Dans un mémoire lu à la Société médicale de Westminster (16 février 1833), M. le Dʳ Scott racontait, comme il suit, les symptômes graves qu'il avait éprouvés en prenant de fortes doses de sulfate de quinine *(Gaz. méd. de Paris,* 1833, p. 438).

« Dès ses premières années, M. Scott avait souffert de dyspepsie ; l'estomac seul le fit souffrir jusqu'en 1829, époque à laquelle il ressentit des douleurs aiguës dans tout l'abdomen, lesquelles se calmèrent sous l'inflence des opiacés, mais devinrent régulières. Sous l'influence de lavements de térébenthine, ces symptômes ne reparurent plus pendant une année entière. Après cet intervalle elles reparurent plus violentes que la première fois, et revinrent alors plusieurs fois le jour. Peu à peu, même les intermissions devenant plus courtes, les accès finirent par être presque continus. Les lavements de térébenthine furent sans effets et après l'emploi de divers moyens, les douleurs perdirent un peu de leur intensité, sans toutefois disparaître complétement.

« Un médecin prescrivit le sulfate de quinine à la dose de 2 grains, trois fois par jour, augmentant chaque dose d'un grain tous les deux jours.

« Rien d'extraordinaire ne fut remarqué tant que les doses ne furent pas portées à 14 ou 16 grains; mais alors il commença à sentir de la chaleur à la peau; bouche et gorge sèches, constipation. En même temps, il perdit la faculté de trouver les substantifs et était obligé de penser pendant longtemps aux objets qui lui étaient présentés avant de les nommer. Il ne pouvait nombrer exactement une série de cinq ou six chiffres et ne trouvait jamais le même nombre. Ses idées de quantité étaient également très-troublées.

« Malgré ces symptômes, il continua l'usage du sel de quinine augmentant toujours dans la même proportion, jusqu'à ce qu'il arriva à en prendre un scrupule (1 gr. 30 cent.), quatre fois par jour, (5 gr. 20 cent.).

Les symptômes mentionnés plus haut allèrent en augmentant, au point qu'il ne pouvait se tenir debout et que plusieurs fois il tomba subitement dans les rues. Alors il cessa le médicament pour le reprendre au bout d'un certain temps, mais il ne put élever la dose audelà de 8 grains. Lorsque cette dose était atteinte, il éprouvait les mêmes symptômes que s'il avait pris un scrupule. Aussi M. Scott abandonna tout à fait le médicament. « M. Scott « ajoute qu'il ne pouvait prendre les purgatifs même les plus doux, sans « provoquer les retours de ces paroxysmes. »

Le docteur Johnston aurait éprouvé des symptômes analogues, en s'administrant de fortes doses de sulfate de quinine.

La thèse de Boucher (*op. cit.*) contient un fait analogue:

« En 1843, un employé de Mantoue, âgé de 45 ans prit par erreur 12
« grammes de sulfate de quinine. Une heure après, il fut pris de douleurs
« de tête et d'estomac; peu à peu les forces diminuèrent et il survint des
« vertiges, des nausées et de la cardialgie. Il finit par tomber sans connais-
« sance. Giacomini, appelé près du malade, constata les symptômes suivants:
« décubitus dorsal; — face pâle; — lèvres et extrémités livides et fraîches;
« — température abaissée; — respiration lente et entrecoupée par des
« soupirs; — de temps en temps légères syncopes; — pouls égal, mais lent
« et à peine sensible; — pupilles dilatées; — vue et ouïe presque abolies;
« — parole embarrassée; — soif grande; — langue pâle sur les bords avec

« enduit blanc au milieu ; — air expiré frais. Huit heures s'étaient écoulées « depuis l'ingestion du médicament » (*Annales de médecine d'Omodéi,* février 1841.).

Dans le cas suivant, il a suffi d'une faible dose d'alcaloïde pour produire des accidents graves. Il a été observé par M. le docteur Gélineau (de Truelle-sur-Touvre) et publié dans le *Journal de Méd. et de Chirurg. pratiques,* 1862.

« X...., 32 ans, très nerveuse prit, sans consulter un médecin, pour se guérir d'une fièvre erratique, 0 gr., 50 de sulfate de quinine en une dose vers cinq heures du matin.

« A sept heures, elle éprouve des coliques violentes et des envies d'aller à la garde-robe ; anxiété de la malade ; horripilations ; refroidissement général ; sueurs glacées. Elle se trouve mal et tombe.

« L'hyposthénie augmente ; face pâle ; yeux cernés, convulsés ; pupilles dilatées ; dents serrées ; membres engourdis, inertes ; la malade ne répond pas aux questions qu'on lui adresse ; pouls à 60.

« On prescrit des affusions froides d'eau vinaigrée sur la tête, des sinapismes aux membres inférieurs et un lavement avec asa-fœtida et valériane.

« Au bout d'une heure, l'amélioration se manifeste ; les bourdonnements d'oreilles apparaissent. Les époques menstruelles reviennent et plus tôt que de coutume. »

Giacomini cite un cas de faiblesse de la voix, et Nacquart un cas d'aphonie, consécutifs à l'usage du sulfate de quinine.

Mme L..., 22 ans, constitution nerveuse, mal réglée, sujette à quelques accidents nerveux, est prise de fièvre intermittente, qui se traduit par ces mêmes accidents revenant périodiquement. Après les six premiers accès, durant lesquels la malade ne prit qu'un évacuant et des amers, on lui prescrit 12 grains de sulfate de quinine en trois jours, pendant l'intermittence. Les deux premières doses sont sans effet ; mais aussitôt après l'ingestion de la troisième : irritation nerveuse extrême ; face vultueuse ; yeux saillants ; violente céphalalgie, et enfin, mutisme complet ; impossibilité absolue d'émettre aucun son ; l'ouïe et les autres sens sont intacts. La malade ne pouvait se faire comprendre que par signes. « J'essayai, dit l'auteur, de l'observation de la calmer en prescrivant des antispasmodiques. — Après avoir duré vingt-quatre heures, cet état cessa instantanément, laissant seulement de l'embarras et de l'étourdissement dans la tête. La fièvre ne reparut plus, et la malade fut soumise à l'usage du vin de Séguin (*Observation du Dr Ménage; Journ. de la Société acad. de la Loire-Inférieure,* 1840).

Le sulfate de quinine a produit des accidents du côté de l'ouïe, de la vue, de l'intelligence, dans des cas observés par Trousseau rapportés dans son *Traité de thérapeutique.*

Chez un jeune homme de 15 ans atteint de fièvre typhoïde et traité par le sulfate de quinine, survint une *amaurose complète* qui ne disparut qu'après la cessation du médicament (Boucher; *thèse citée*).

La perte de la vue par la quinine est un fait signalé par MM. Trousseau et Pidoux, Briquet. Dans son *traité de Path. chirurgicale*, tome 3ᵉ, p. 246, M. le professeur Nélaton l'a signalée. — M. le professeur Graefe a observé en 1858 des cas d'amaurose qu'il a attribués au sulfate de quinine (*Echo méd. de Neufchâtel* 1858; — *Bull. thérap.*, tome 55ᵉ).

Une femme atteinte de rhumatisme fut traitée dans le service de M. le professeur Andral, par les saignées; puis on prescrivit le sulfate de quinine à la dose d'un gramme. Du côté du système nerveux survinrent bientôt des troubles de la vue, et une surdité presque complète. En même temps, du côté de l'estomac et dès le second jour, apparurent des vomissements (*Gaz. des Hôp.*, 1846).

A deux cas de surdité survenus à la suite de la médication quinique, et consignés dans le tome 19ᵉ du *Bull. thérap.*, joignons ceux observés par le Dʳ Williams, au nombre de trois et dont « l'un ne guérit pas complétement. » (*The Lancet*, novembre, 1840).

MM. Itard et Ménière père ont observé des cas de surdité qui avaient pour cause l'usage du sulfate de quinine à forte dose.

M. le professeur Bouchardat cite un cas de délire et de coma (*Annuaire de thérap.*, 1843, p. 172) survenu dans les mêmes conditions et sous l'influence de la même cause.

On a dit aussi que le sulfate de quinine provoquait des hémorrhagies.

M. le Dʳ Simon (de Ronchamp) eut à traiter un homme de 28 ans pour une fièvre intermittente quodidienne avec embarras gastrique, céphalalgie et vives douleurs dans les membres. Depuis quatre jours le sulfate de quinine était administré à la dose de 50 centigr., lorsque, le cinquième, des crachements de sang survinrent et qui cessèrent avec la suspension du médicament. L'examen des organes internes n'avait fait découvrir aucune lésion dans le larynx, le poumon, le foie, la rate (*Gaz. des Hôp.*, 1861).

Dans le même recueil scientifique et du même auteur, nous trouvons l'observation d'un homme de 32 ans, atteint comme le précédent de fièvre intermittente tierce et traité par le sulfate de quinine à la dose de 60 centigr. par jour. Le malade n'avait pris que deux doses lorsqu'une hémoptysie se déclara. On suspendit le médicament, le médicament étant mis en suspicion.

— Toutefois, la rate restant volumineuse, le sulfate fut de nouveau prescrit, et l'hémoptysie se reproduisit. Nouvelle suspension du médicament; plus d'hémorrhagies.

Le même auteur mentionne, mais sans en donner les détails, trois autres cas semblables.

Un cas d'hématurie due au sulfate de quinine a été observé par le Dr Cachère (*Journ. de méd. de New-Orleans*, 1867; *Arch. méd. belges*, 1871, p. 114).

Citons deux cas de purpura dus à la même cause. Le premier fut observé par le Dr Vépan (*Alg. med. Centralzeitung; Gaz. méd. de Strasbourg*). La pureté du sel fut mise en suspicion; mais l'analyse n'y dévoila aucune sophistication. On suspendit le médicament et le purpura ne parut plus.

Le second est dû à M. le Dr Gauchet (*Bull. thérap.* tome 79e, p. 373). Il s'agit d'une dame, atteinte de migraine et qui avait une grande répugnance pour le sulfate de quinine, ce médicament, disait-elle, étant cause chez elle, de l'apparition d'un purpura hemorrhagica nettement accusé et accompagné d'hémoptysies. — Toutefois M. le Dr Gauchet, insista près de la malade pour qu'elle consentît à suivre le traitement quinique d'après la méthode de Debout. Celle-ci consentit enfin, malgré sa répugnance. Les premiers jours, tout alla bien, mais bientôt apparurent les crachements de sang, les gencives saignèrent et des taches de purpura se montrèrent sur tout le corps. — La suspension du médicament fit cesser ces accidents.

Dans les quatre faits qui suivent, sont consignés des accidents survenus du côté de la peau et attribués au sulfate de quinine.

Th. Skinner (*The British Med. Journal*, 1870) traita une dame par le sulfate de quinine, tantôt en pilules, tantôt en solution. Après chaque dose (un demi-grain), il serait survenu régulièrement chez cette malade une *éruption scarlatiniforme*, et la peau se détacha ensuite par lambeaux. La même desquamation se reproduisit chez cette dame après l'injection de $\frac{1}{24}$ de grain de strychnine.

Une injection de sulfate de quinine en solution acidifiée avec l'acide acétique provoqua l'apparition d'un vif érythème (observation du Dr Mader : *Wiener Wochenschrift*, 1866).

Le Dr Garraway (*The British Medic. Journal*, octobre 1869), fut appelé près d'une dame d'une belle constitution et d'une bonne santé qui avait été prise tout à coup d'œdème des membres et de la face, avec rougeur scarlatiniforme et vive angoisse précordiale. Elle se croyait empoisonnée avec une

1872—Fortin.   15 poudre blanche que le pharmacien lui avait vendue pour de la quinine. L'analyse de ce qui restait de cette poudre, prouva que c'était de la quinine parfaitement pure.

Après trois ou quatre jours, la peau de la face et des membres se desquama comme dans la scarlatine, et l'œdème persista. La malade étant très-faible, on prescrivit une mixture de quinine comme tonique, Deux heures après l'administration de la première dose (2 grains), les symptômes s'étaient exaspérés.

Dans le recueil où est relaté le fait dont nous venons de parler, s'en trouve un autre observé par le Dr Hemming (*The British Medic. Journal*, novembre 1869), chez une dame âgée, convalescente d'une grave maladie (?) et à laquelle des doses de sulfate de quinine (1 gramme), avaient été prescrites. Le lendemain, le médecin reconnut une éruption scarlatiniforme, très-prurigineuse sur tout le corps et qui n'existait pas la veille. La nuit avait été sans sommeil, la langue était blanche, la face bouffie, sans œdème ailleurs ; un peu de gêne précordiale. La malade accusa la quinine de ces symptômes, ayant eu, étant en France, les mêmes accidents. L'éruption et la démangeaison disparurent peu à peu, laissant après elle une desquamation qui, à la fin de la troisième semaine n'était pas encore complète. La malade avait pris seulement deux doses de mixture.

W. Bennatzik (*Wiener Wochenschrift*, 1867), ayant injecté sous la peau d'un chien pesant 18 1/2 livres, en deux fois, la dose de 1,6 centimètres cubes d'une solution éthérée de quinine (5 centigrammes de sel pour 1 centimètre cube d'éther), observa au bout d'une demi-heure des vomissements et au bout d'une heure un violent accès convulsif, qui se répéta à diverses reprises. Les phénomèmes toxiques ne disparurent complétement qu'au bout de trois jours.

Nous avons, dans la seconde partie de cette étude (*Physiologie*, p. 15), exposé les résultats des recherches de M. Mêlier et vu dans quel temps et à quelle dose le sulfate de quinine avait amené la mort chez les animaux mis en expérience.

Nous avons pareillement cité la 86ᵉ expérience de M. Briquet.

A la suite de l'administration du sulfate de quinine chez l'homme, on a observé des cas de mort, rare sans doute, mais que nous devons mentionner.

F.-L. Haynes a proposé de remplacer les solutions aqueuses de sulfate de quinine qui ont donné lieu, en Amérique, à *quelques cas mortels de tétanos,* par des solutions dans la glycérine avec lesquelles les phénomènes locaux disparaissent en quelques minutes.

Nous lisons dans le *Journal de Médecine* de M. Beau (janvier, 1843. p. 26), que déjà « des accidents, de la plus haute gravité, ont eu lieu ces jours-ci ; « deux rhumatisants traités dans les hôpitaux par le sulfate de quinine à « haute dose ont succombé empoisonnés par ce médicament. »

Voici les faits auxquels ce journal fait allusion :

Obs. I. — Le 28 novembre, entra à l'Hôtel-Dieu, service de M. le Dr Récamier, le nommé L.... Alexandre, âgé de 26 ans, garçon menuisier.

Cet homme est malade depuis cinq jours seulement, sa maladie a débuté par un frisson intense, suivi de chaleur et de sueur immédiatement après, les articulations du membre supérieur droit sont devenues douloureures. Depuis ce moment, l'a fièvre ne la pas quitté, la chaleur de la peau est considérable et le pouls est dur et plus fréquent ; toutes les articulations des membres, y compris même celle des pieds et des mains, sont tuméfiées et douloureuses. Le poids seul des couvertures est difficilement supporté par le malade, le moindre mouvement qu'on lui imprime lui fait pousser des cris. Il résulte de ce qui vient d'être dit, que nous avions affaire à un rhumatisme aigu fébrile général. Malgré tout les soins et toute l'attention que nous y avons mis, nous n'avons pas constaté de symptômes annonçant soit une péricardite, soit une endocardite prochaine. Les bruits du cœur ne s'accompagnent d'aucun bruit anormal ; ils sont seulement plus fréquents....

28 Novembre. — M. Récamier ordonne 3 grammes de sulfate de quinine en six doses, que le malade devait prendre, laissant entre chacune d'elles l'intervalle de deux heures.

Le soir, je trouve le malade couvert d'un sueur abondante qui ne se refroidit pas sur lui. Les douleurs n'ont pas diminué d'intensité, le pouls est aussi dur et aussi fréquent que le matin ; il bat 125 fois par minute ; il n'y a eu ni éblouissements, ni vertiges, ni céphalalgie.

29 Novembre. — Le malade se sent un peu mieux ; ses douleurs ont, dit-il, *complétement disparu ;* mais il lui reste un engourdissement tel qu'il ne peut soulever la main qu'on lui demande, ni exécuter dans son lit aucune espèce de mouvement. La sueur que nous avions remarquée la veille, se continue ; nous n'observons aucun symptôme du côté de la tête, ni du côté de la poitrine (*cinq grammes de sulfate de quinine*). — Quatre seulement ont été donnés par l'interne en pharmacie du service. Les 4 grammes ont été divisés en dix paquets, comme les précédents et administrés de la même manière. Le malade n'a pris que deux paquets.

Vers quatre heures, et peu de temps après l'administration de la seconde dose de sulfate de quinine, le malade est pris d'une agitation extrême et parle à haute voix, crie, injurie les personnes qui l'entourent, se lève furieux hors de son lit, court dans la salle, et tombe dans un délire tel que quatre

personnes suffisent à peine à le maintenir. Il est reporté dans son lit, y
est fixé au moyen d'une camisole ; le délire continue plus intense, s'il est
possible, et au milieu de cette agitation furieuse, il semble que ce malheu-
reux ait encore des éclairs de raison ; enfin, il tombe dans le coma ; ses
extrémités se refroidissent, deviennent livides.

Il meurt à dix heures du soir après six heures d'un délire furieux, et sans
avoir pu recouvrer son intelligence.

Il y avait 48 heures, à peine, que ce jeune homme était entré à l'hôpital et
36 seulement qu'il avait été soumis à la médication par le sulfate de quinine.

L'autopsie fut faite par M. Depusaye, qui en a rédigé la note.

Habitude extérieure. Teinte générale violacée de la peau. Rigidité cadavé-
rique.

Poumons. — Pas de trace d'épanchement dans la poitrine ; — à droite,
légères adhérences de la plèvre costale à la plèvre pulmonaire ; — le poumon
gauche présente une couleur ardoisée presque générale, beaucoup plus
apparente cependant à la base qu'au sommet ; — cet organe laisse écouler
un sang noir, plus dense qu'à l'état normal, ayant la consistance et la couleur groseille ; — ce poumon est généralement engoué à la superficie, où l'engouement est tellement prononcée que l'on pourrait croire à un commence-
ment d'hépatisation du poumon. — Le poumon droit offre cette même
couleur ardoisée, seulement plus intense : l'engouement est aussi plus
prononcé ; petites hémorrhagies sus-pleurales. — Le lobe inférieur est dans
un état de splénisation complète, et dans certains points, il y a, comme à
gauche, des traces d'hépatisation.

Cœur. — Pas d'épanchement dans le péricarde. — Le cœur présente, à la
la face antérieure du ventricule droit, une petite plaque blanchâtre de cinq
millim. d'étendue environ, et qui paraît ancienne. L'oreillette droite est remplie par un caillot diffluent, ainsi que le ventricule droit. — Rien de remarquable à noter du côté gauche, ni rétrécissement, ni insuffisance d'aucun
des orifices ; — les valvules sygmoïdes de l'aorte et de l'artère pulmonaire,
les valvules mitrale et tricuspide sont saines ; la membrane interne du cœur
est dans son intégrité normale. — Mais, la substance du cœur est molle,
décolorée et offre une teinte grisâtre qui pénètre à environ deux millimètres
dans son épaisseur. Il semble que ce soit du sang extravasé entre les fibres
charnues.

Foie. — Coloration ardoisée ; sous la capsule de Glisson, se voient des ecchy-
moses qui pénètrent à une certaine profondeur dans la substance même de
l'organe.

Rate. — A l'extérieur, apparence normale; mais, quand on vient à l'inciser, elle se réduit en bouillie presque homogène.

Estomac. — Dans sa cavité, on trouve un liquide noirâtre; injection pointillée de toute la muqueuse du grand cul de sac; en quelques points, plaques formées par la réunion de ces injections. Au niveau des plaques, la muqueuse est ramollie.

Intestins. — Rien de remarquable, si ce n'est une saillie plus considérable des valvules, et une invagination de 0ᵐ15 environ vers la fin du jéjunum. Au-dessus de la valvule iléo-cœcale, arborisation avec ramollissement de la muqueuse en ce point; saillie anormale des follicules isolés; plaques de Peyer saines.

Appareil urinaire. — Reins normaux; vessie remplie d'urine.

Cerveau. — Pas d'épanchement d'aucune nature dans la cavité du crâne. Les sinus de la dure-mère sont remplis de sang; injection manifeste des vaisseaux de la superficie du cerveau. Pas d'adhérences entre les diverses membranes qui recouvrent l'encéphale; mais il existe une injection considérable de la pie-mère qui revêt la surface des hémisphères ; à la base, l'injection est moins marquée. Quand on vient à détacher cette membane, on enlève en même temps un peu de la substance cérébrale, et dans les points où celle-ci ne s'enlève pas, il reste une espèce d'érosion de la substance elle-même. Du reste, il n'y a ni fausses membranes, ni épanchement d'aucune nature entre la pie-mère et le cerveau.

La *moelle épinière* n'a pas été examinée (*Extrait de l'Examinateur médical.* Tome 4ᵉ 1843, février, p. 194.).

OBSERVATION II. — Un homme, âgé de plus de 50 ans, était entré dans le service de M. Briquet, pour un rhumatisme chronique de l'articulation coxofémorale. Le 1ᵉʳ jour, on prescrit 2 gr. 50 de sulfate de quinine ; le lendemain, on administre 4 gr. de ce sel ; le 4ᵉ jour, le malade est pris de diarrhée avec coliques violentes. Ces accidents prirent le caractère cholérique et le malade succomba dans la journée. A l'autopsie, on reconnut qu'il y avait eu erreur de diagnostic. Le malade était atteint d'une carie de l'os des îles avec abcès sous le muscle fessier et s'étendant jusqu'à l'articulation coxo-fémorale.

« Boucher de la Ville-Jossy (*Thèse citée*) cite le fait d'une jeune fille qui « mourut à l'hopital Saint-Antoine, par l'action du sulfate de quinine admi- « nistré dans le cours d'un rhumatisme articulaire aigu. »

Selon M. Fauconneau-Dufresne (*Union médicale,* 1848. p. 110), le sulfate de quinine, à la dose de 1 gr. 50 et 2 gr., peut produire quelques accidents, et chez certains sujets même la mort. A l'appui de cette opinion, il cite un fait dont il a été temoin et dans lequel la mort eu lieu, quoique le malade n'eût pris que 1 gr. 50 par doses fractionnées, en six heures.

Le professeur Fonssagrives cite deux malades atteints de fièvre intermittente simple (un enfant et un adulte), qui moururent de tétanos traumatique, après une injection hypodermique de sulfate de quinine dissous dans l'acide sulfurique.

La *Gazette Médicale* de Lyon, cite un fait semblable emprunté au *Southern Journal of Medical Sciences*, année 1867, observé à l'hôpital de la Charité par le docteur Mitchell chez un jeune Suisse de 23 ans portant une ulcération du deltoïde gauche. Le malade mourut (*Gaz. hebdom.* 1867. p, 408. 471).

RÉSUMÉ

Dans cette *Etude* nous avons cru utile de faire connaître les procédés pour reconnaître la pureté du sulfate de quinine, appliqué au traitement des affections les plus diverses. Il n'est pas sans importance qu'il soit toujours identique et d'une préparation irréprochable, surtout lorsque des observateurs réclament pour lui des indications nouvelles ou consignent des défaillances.

Nous croyons être dans le vrai en affirmant que l'on se s'est pas toujours assez préoccupé de la certitude de la pureté du sulfate de quinine. Nous avons pu nous en convraincre, en constatant que bien des expérimentateurs avaient négligé de dire s'ils avaient pris ce soin.

Les circulaires que M. le Ministre du Commerce a plusieurs fois adressées aux jurys médicaux, sont cependant une preuve que les falsifications n'ont pas fait défaut, et nous justifions ainsi la première partie de notre travail.

Dans la seconde partie, celle qui a trait à l'action physiologique du sulfate de quinine, nous avons résumé tout ce que nous connaissons des expériences tentées en vue d'élucider les modifications que le sulfate de quinine imprime aux fonctions de la vie animale.

Les modes d'action de la quinine paraissent nombreux et variés, sans que jusqu'à présent on puisse rapporter ces différents effets à une propriété physiologique fondamentale. Binz et Herbst ont démontré l'action toxique de la quinine sur les organismes inférieurs, et par conséquent ses propriétés antiseptiques, qui donneraient peut-être la clef de son influence utile dans les pyrexies, où l'on peut admettre la présence d'un élément toxique, mais resteraient insuffisantes, comme le fait remarquer M. Ball, à expliquer les effets anti-périodiques du quinquina.

On pourrrait peut-être assimiler à la propriéte antiseptique de la quinine son influence destructive sur les globules blancs du sang, influence qui se traduirait, en somme, par un effet anti-phlogistique ou anti-pyémique.

La nature de l'action de la quinine sur les systèmes respitatoire et circulatoire reste indéterminée. Pour M. Piorry, la quinine est sans action. — Pour quelques-uns, elle accélère la respiration et le pouls. Mais pour le plus grand nombre, et cette opinion paraît généralement acceptée, le sulfate de quinine ralentit la respiration et la circulation, et par suite abaisse la température animale. Quant au mécanisme d'après lequel se produit cet effet, les auteurs ne sont pas non plus d'accord. Ce résultat est-il dû à l'action directe du médicament sur le cœur, ou bien dépend-il immédiatement d'une action de l'alcaloïde sur une partie des centres nerveux cérébro-spinaux? C'est ce qu'on ne saurait dire encore, faute d'expériences suffisamment précises. Il faut dire, pourtant, que la première opinion compte les partisans les plus nombreux et les plus autorisés. La vérité consiste peut-être dans la réunion de ces deux théories ; car, indépendamment de l'abaissement de température et du ralentissement de la respiration et de la circulation, le sulfate de quinine détermine des phénomènes variés, qui ne permettent pas de douter de son action marquée sur l'appareil encéphalo-rachidien. Ses effets sur l'appareil digestif, sur les oxydations et les sécrétions, sur le foie et la rate, ne peuvent guère s'expliquer par une influence locale, et il nous semble plus rationnel d'admettre une modification générale du système nerveux, inconnue encore dans sa nature, son siége et son mode de production, et se traduisant de diverses façons selon l'organe qu'on interroge.

Dans la troisième partie, nous passons en revue les maladies dans lesquelles le sulfate de quinine a été administré. Quand on regarde à vol d'oiseau, la multitude des affections auxquelles le sulfate de quinine a été offert comme une ancre de salut, l'esprit comme la pensée restent en suspens quant à la vertu curative de ce médicament. Il semblerait que, dans maintes circonstances, le sulfate de quinine ait été administré lorsque le praticien, à bout de ressources, tentait un coup de hasard.

Nous citons les insuccès comme les succès. A défaut d'expériences personnelles nous nous sommes astreint au rôle d'historien impartial, cherchant à saisir au sein de ce dédale thérapeutique le fil d'Ariane qui devait nous guider vers le but.

Partout où l'on a constaté l'élément intermittent, on a eu recours au sulfate de quinine. Mais il ne saurait toutefois guérir tous nos maux.

Le terrain auquel il paraît prédestiné est celui de l'impaludisme. Les fièvres intermittentes se trouvent au premier rang. Toute fièvre intermittente, qu'elle soit quotidienne, tierce ou double tierce, etc., cède avec promptitude au sulfate de quinine et si la dose du médicament est assez forte, il est rare que la fièvre reparaisse: la fièvre est coupée. Cependant le sulfate de quinine ne jouit pas seul de ces propriétés: l'arsenic, la salicine et bien d'autres substances ont été conseillées pour atteindre le même but; mais en présence des fièvres pernicieuses, c'est toujours au sulfate de quinine qu'il faudrait recourir.

Mais comment agit le sulfate de quinine sur l'organisme? Est-ce en détruisant un principe paludéen introduit par les voies respiratoires? Ce miasme existe-t-il? Tout tend à prouver son existence aérienne. Sous son influence, il se manifeste des fièvres qui ont le caractère de durer un certain temps et de cesser ensuite pour revenir de nouveau en se montrant presque toujours avec un premier stade, frisson, un deuxième, chaleur, et un troisième, sueur. Tout cela constitue un ensemble caractérisé par l'accélération de la circulation et l'élévation de la température.

Le sulfate de quinine jouissant de propriétés tout à fait différentes, il met donc un terme immédiat à la fièvre. Cette fièvre pouvant se présenter avec des complications nombreuses, il en résulte que le sulfate de quinine sera prescrit avec avantage contre toutes ces complications. Ainsi pour n'en citer qu'un exemple, supposons que la migraine soit accompagnée, comme cela s'observe quelquefois, de fièvre, alors le sulfate de quinine, en faisant cesser la fièvre, déterminera une grande atténuation dans la douleur de la migraine; dans le cas contraire, il échouera. Aussi combien de maladies ont-elles été traitées sans succès par le sulfate de quinine; il ne faut en chercher la cause ailleurs que dans ce fait que le sulfate de quinine est un modificateur de la circulation et de la production du calorique dans les souffrances que l'on veut calmer. Si ces deux fonctions restent à l'état normal, si la cause impaludisme n'existe pas, le sulfate de quinine a bien des chances pour être une médication inefficace et insuffisante. Aussi, de nos jours, qui fait usage du sulfate de quinine contre l'épilepsie, etc.?

D'autres maladies septicémiques trouvent dans le sulfate de quinine un médicament puissant et qui peut favoriser le retour à la santé. La fièvre typhoïde, la fièvre puerpérale, la résorption purulente, en un mot, toutes les maladies où des substances en putréfaction viendront à pénétrer dans les organes de la circulation, donnent une indication sérieuse pour l'usage du sulfate de quinine. Aussi cette médication est-elle acceptée par presque tous les médecins, chirurgiens et accoucheurs voulant arrêter dès le début les conséquences de l'infection purulente.

On a attribué au sulfate de quinine une action spéciale sur l'utérus, et on a dit que cet alcaloïde provoquait l'avortement. Mais pourquoi attribuer cet accident au sulfate de quinine, et non à la fièvre que l'on voulait combattre. Puis, si d'une part le sulfate de quinine provoque l'avortement, d'un autre côté il favorise le retour des menstrues. Nous admettons volontiers cette dernière proposition: le sulfate de quinine ayant ramené l'harmonie dans les fonctions de l'organisme, la menstruation devait revenir à son état normal.

Le sulfate de quinine devait rencontrer des détracteurs. On a dit qu'il produisait la surdité, la cécité, l'amaurose, des gastralgies intenses, des paralysies. Généralement, ces accidents n'ont été que momentanés. Ces faits ont été constatés, et on a donné ces phénomènes comme une preuve de l'absorption du sulfate de quinine et comme saturation de l'organisme.

Le sulfate de quinine a été accusé de donner lieu à l'empoisonnement, et nous avons cité plusieurs cas de mort attribués au sulfate de quinine. Les faits de ce genre, heureusement rares, sont survenus à la suite de l'administration de fortes doses de sulfate de quinine et à une époque où ce sel venait presque d'entrer dans la thérapeutique et où les lois de son administration n'étaient pas établies définitivement. Ceux que nous avons consignés dans notre travail ont trait à des cas de rhumatisme articulaire et nous avons vu qu'il peut agir d'une manière fâcheuse sur le cœur, à plus forte raison quand les doses du médicament sont élevées. Aujourd'hui que l'emploi du sel de quinine a des règles fixes, ces accidents terribles ne se rencontrent pas.

Ce qui est certain, c'est que les règlements qui régissent la pharmacie, le tableau du 29 octobre 1846 pas plus que celui du 8 juillet 1850, n'ont pas fait figurer le sulfate de quinine au nombre des substances vénéneuses.

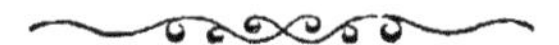

ADDENDA ET CORRIGENDA

Nous avons vu (p. 56) des exemples d'états pneumoniques de cause paludéenne qui ont guéri par le sulfate de quinine. Voici un cas de pneumonie rémittente observée à Paris par le Dr Raciborski et emprunté à la *Gazette des Hôpitaux*, avril 1851. Ici encore, l'affection locale n'a guéri que par l'emploi des moyens appropriés à l'affection générale de laquelle dépendait la phlegmasie pulmonaire.

« Une femme de 26 ans, convalescente depuis trois mois à peine, d'une
« fièvre typhoïde grave, éprouva, dans la nuit du 21 au 22 mars dernier, un
« frisson intense pendant environ deux heures, et plus tard une très-forte
« chaleur accompagnée d'une grande agitation et d'un sentiment de picote-
« ment dans les différentes parties du corps, mais particulièrement dans le
« côté gauche de la poitrine. Le lendemain matin, la peau était sèche, chaude,
« le visage animé, le pouls fort, développé, à 120 ; soif ardente. Le malade
« accusait des inquiétudes dans les membres, et une espèce de picotement
« dans le côté gauche de la poitrine, sans que pourtant la douleur ait occupé
« un point fixe et bien déterminé. D'un autre côté, il y avait absence de
« toux, et la percussion comme l'auscultation ne signalaient encore rien de
« remarquable du côté des organes respiratoires. Peu de temps après, il sur-
« vint un peu de toux, suivie de l'expectoration de crachats safranés et plus
« ou moins colorés de sang, et le soir, on constata : respiration gênée, peau
« chaude et moite, persistance de la douleur du côté gauche, matité dans la
« région sous-épineuse gauche jusque vers l'aisselle, souffle bronchique
« très-prononcé dans la même région, sans la moindre apparence de râle
« crépitant, bronchophonie, en un mot tous les symptômes d'une pleuro-
« pneumonie. On pratique une saignée de trois palettes. Le 23, même état
« que la veille, pas de soulagement, persistance des signes physiques du
« côté du poumon. Potion avec 0,25 de tartre stibié et 30 gr. de sirop dia-
« code. Quelques vomissements.

« Le 24, la malade paraît mieux. Chaleur douce, accompagnée d'une tran-
« spiration assez abondante ; toux rare, douleur de côté moins sensible ;
« crachats toujours mêlés de sang, mais moins colorés. Persistance du
« souffle bronchique et de la matité dans la région sous-épineuse. Julep
« gommeux kermétisé.

« Le 25, mieux allant croissant, bien-être, retour de la gaieté et de l'ap-
« pétit, malgré la persistance de la matité et du souffle bronchique, lorsque
« dans la nuit du 25 au 26, il survint un nouveau frisson avec une douleur
« de côté beaucoup plus vive que la première fois.

« Le 26, la malade était de nouveau brûlante, et accusait une vive douleur
« du côté gauche, rendant la respiration excessivement pénible, toux plus
« fréquente, crachats fortement colorés, souffle bronchique plus prononcé,
« en un mot, exacerbation de tous les symptômes de la pneumonie, saignée
« de trois palettes ; julep kermétisé.

« Le 27, mêmes symptômes ; douze sangsues, *loco dolenti.*

« Le 28 au matin, pas de changement notable, persistance de la douleur
« de côté, de la matité et du souffle ; mais le soir, il survient une améliora-
« tion sensible. M. Raciborski reconnaissant alors la nature rémittente de la
« maladie prescrit 0,60 de sulfate de quinine en trois prises.

« Le 29 au matin, la malade était très-bien, elle n'avait plus que 80 pulsa-
« tions ; la respiration était sans aucune gêne apparente, la douleur de côté
« à peine sensible, le souffle bronchique à peine distinct ; crachats rares et
« colorés. 60 centigr. de sulfate à prendre dans la journée.

« Le 30, la malade était tout à fait bien ; plus de toux ni d'expectoration,
« respiration vésiculaire, sans trace de souffle ni de râle crépitant. On con-
« tinue encore ce jour-là l'administration du sulfate de quinine, après quoi
« le rétablissement est complet et la malade est mise au régime de la ma-
« ladie. »

Nous constatons chez cette malade, comme dans les cas cités plus haut,
des rémittences dans les symptômes pulmonaires, lesquels ont duré huit
jours et ont cédé au sulfate de quinine. Les saignées ne nous paraissent pas
avoir aidé à la guérison ; le 28, en effet, l'état de la malade n'avait pas
changé.

Page 12, ligne 11 ; *au lieu de :* $\frac{3}{160}$ *lisez :* $\frac{1}{160}$.

— 18, — 21 ; *au lieu de :* par le sel de quinine ; *lisez :* par les saignées et le sel de quinine.

— 18, — 22 et 23 ; *au lieu de :* évacuations alvines ; *lisez :* émissions sanguines.

— 30, — 14 ; *au lieu de :* un ferment qui s'élèvent ; *lisez :* un ferment qui s'élève.

— 56, — 14 ; *au lieu de :* Rousseau ; *lisez :* Rouxeau.

— 83, — 20 ; *après :* qu'il peut y avoir ; *ajoutez :* à l'administrer.

— 93, — 20 ; *au lieu de :* M. le Dr Broca ; *lisez :* M. le Dr Broqua.

— 94, — 22 ; — — — —

— 97, — 20 ; — — — —

— 100, — 31 ; *au lieu de :* MM. Gaube et Mance ; *lisez :* MM. Gaube et Mange.

— 112, — 17 ; *au lieu de :* survenus ; *lisez :* survenue.

— — — 38 ; *au lieu de :* on suspendit le méditament ; *lisez :* on suspendit le traitement.

Paris. — Imprimerie FÉLIX MALTESTE et Cie, rue des Deux-Portes-Saint-Sauveur, 22.

www.ingramcontent.com/pod-product-compliance
Ingram Content Group UK Ltd.
Pitfield, Milton Keynes, MK11 3LW, UK
UKHW022358090726
13658UKWH00002B/710